Die

Aphorismen des Hippokrates,

verteutscht und commentirt

durch

Dr. J. A. Pitschaft,

G. H. B. Hof- und Medicinalrath, mehrerer gelehrten Gesellschaften Mitglied, praktischen Arzt zu Carlsruh.

Zweiter Theil,

enthaltend die drei letzten Bücher und als Einleitung Kunstansichten und Gnomen von dem Verfasser.

Berlin, 1825.

Gedruckt und verlegt bei G. Reimer.

„Was glänzt, ist für den Augenblick geboren;
„Das Aechte bleibt der Nachwelt unverloren.“

Göthe.

Vorwort.

So übergebe ich denn auch den zweiten Theil der Aphorismen des großen Mannes getrost dem medicinischen Publikum, möge auch das, was darin mein Eigenthum ist, dem hippokratischen Geiste der Künstler förderlich und erquicklich sein! Das Buch wird sich nicht überall gleich guter Aufnahme zu erfreuen haben. Doch schmeichele ich mir, daß auch mancher Leser manches Scherflein, das er gut verwenden kann, finden dürfte; und daß selbst die Einleitung einem oder dem andern Geistesverwandten nicht unwillkommen sein möchte!

Den Begriffen, wie sie eben an der Tagesordnung sind, habe ich nie gehuldigt, so mag denn das Buch gar manchem nicht gelehrt genug geschrieben sein, und der moderne Syllogistiker wird vielleicht das jetzt so beliebte Generalisiren und Verfertigen der Schema's, worunter sich alle Einzelheiten übel oder wohl bequemen müssen, vermissen. Darauf muß ich zum Voraus mit Baco meine Ueberzeugung „Nimis generalia hoc vitium habent, quod non bene homines ad actionem deducant.“ de Augm. Scient. L. 4. C. 3. aussprechen.

Für medicinische Mikrologie, die sogar hin und wieder für Philosophie verzollt wird, welche mit scholastischem Flügelschlage immer um den Kelch der Wissenschaft und Kunst herumflattert, aber nie zu dem Honiggefäße gelangt, habe ich nun gar keinen Sinn.

Der Ultrahumanität und dem pseudogemüthlichen Moderantismus, die auch noch im Kehrichtfasse was zu finden wissen, bin ich nun gar von Herzen gram.

„Denn das Rechte zu ergreifen
Muß man aus dem Grunde leben,
Und saalbadrisch auszuschweifen
Dünket mich ein seicht Bestreben.
Wohl, Herr Knitterer, er kann sich
Mit Zersplitterer vereinen,
Und Verwitterer alsdann sich
Allenfalls der Beste scheinen."

Göthe.

„Voll lebendiger Kräfte wirft der Beobachtungsgeist seine Blicke um sich her. An den Händen der Theorie klebt das Blut so mancher dem Systeme geopferter Menschen. Die Erfahrung hingegen beobachtet mit nöthigem Geiste; sie empfindet viel, und sie begreift viel; sie verbindet ihre Begriffe geschwind und richtig, und findet mittelst dieser Verbindung eine beträchtliche Anzahl großer, entfernter, lichtvoller Wahrheiten. Dann fließt aus ihren Händen Heil und

Fülle des Segens.“ (Taschenbuch für Freunde der Gesundheit auf das Jahr 1784. S. VII.)

Carlsruh, März 1825.

Der Verfasser.

Einleitung.

Kunstansichten und Gnomen von dem Verfasser.

Irrthum verläßt uns nie, doch zieht ein höher Bedürfniß
Immer den strebenden Geist leise zur Wahrheit hinan.
Göthe.

Es giebt manche sehr bewährte Aerzte, die recht offenherzig bekennen, daß sie viele hochfliegende Schriftsteller unserer engherzigen Zeit gar nicht verstehen. Wer nicht verzagt ist, kommt der Sache näher. Es giebt Gläser, in denen das Wasser aussieht wie Wein; aber Wasser bleibt Wasser und Wein Wein.

Man kann eine Menge Bändelabrisse in einen so verworrenen Knaul bringen, daß man, ehe man den Knaul gelöst hat, gar nicht gleich sehen kann, ob er ein zusammenhängendes Ganzes ist.

Woher kommt es, daß so viele theoretisch gelehrte Aerzte keine gute Praktiker sind? Die meisten Menschen sind verständig. Der Verstand faßt die Theorie sehr gut. Das Judicium, daran es wirklich mehreren Menschen fehlt, als man glauben sollte, entscheidet über die Anwendung.

Man sehe sich nur in allen Facultäten um; es ist ein großer Unterschied zwischen Wissen und Können. Der Kunstverständige und der Künstler, welch' ein Unterschied! Gibt es nicht Menschen, die alle Geschichte inne haben und von der Geschichte des Tages urtheilen, wie der Blinde von den Farben?

Ein großer Menschenkenner, ein feiner Physiognomiker, ein Mann, der einen prophetischen Geist hat, wäre jedenfalls, ceteris paribus, ein guter Arzt geworden.

Man kann doch in unserer Zeit nicht umhin, vielen unserer medicinischen Sektlern und Schwärmern mit Göthe zuzurufen:

„Habt ihr einmal das Kreuz von Holz tüchtig gezimmert,
Paßt ein lebendiger Leib freilich zur Strafe daran!

Sind nicht gewisse Sektler mit ihrem abentheuerlichen Streben und Suchen, mit ihren unverständlichen Worten, isochronisches Ergriffenseyn, höchstes Seyn, Systeme der Leiblichkeit u. s. w. jenen Schatzgräbern mit ihren wunderlichen Kreisen um sich, und andern und sich unverständlichen Worten zu vergleichen, die endlich nach langem Graben und Wühlen, einen Topf mit falscher Münze finden? Es klang wie Gold und Silber, doch die Prüfung fand unedles Metall.

Aber die Leute finden ihre Freude in diesem Exorcismus, und — selbst bethört — bethören sie auch andere.

Als die Bauleute des babylonischen Thurms übermüthig über die Größe des Werks wurden, ergriff sie eine Verwirrung in der Sprache, daß keiner den andern verstand, und in Stocken gerieth das Werk. Es geht doch in Wahrheit vielen unserer übermüthigen **Systematiker** um kein Haar besser, und leider sind sie nicht nur keine Förderer der Kunst, sondern Störer derselben.

Schadet ein Irrthum wohl? Nicht immer; aber das Irren, immer schadets. Wie sehr, sieht man am Ende des Weges: sagt der hellsehende Göthe. Möchte man dieses nicht bei manchem unserer naturphilosophischen Aerzte ausrufen? Wohin hat viele, die außerdem Großes geleistet haben, das Schlußfolgern ihrer Doctrinen geführt, ja man darf es kühn aussprechen, zu welchen Absurditäten.

Man kann nicht umhin vielen unter euch zuzurufen: Naturphilosophen, ihr hättet fürwahr keinen unpassendern Namen euch wählen können! Ihr seid ja gerade aus der Natur bei eurer Beleuchtung und Betrachtung herausgetreten, denn euer Gerede kommt wahrlich nicht aus der reinen kindlichen Natur des Menschen, noch bestätigt es die der Außenwelt. „Ist das Auge gesund, so begegnet es außen dem Schöpfer; ist es das Herz, dann gewiß spiegelt es innen die Welt": sagt der herrliche Schiller.

Wenn man seines ärztlichen Lebensverhältnisses zur Kunst und Menschheit sich immer bewußter wird, wird man auch der Ueberzeugung gewisser: daß es unsern hochfliegenden Systemen, welche die Erde hinter sich zu lassen und sich in die Unendlichkeit zu erheben trachten, welche leider! nur zu viele Anbeter gefunden haben, an dem Lichtstrahle der Wahrheit gleich den Flügeln des Ikarus an dem Sonnenlichte ergehen werde. Die Lust zu steigen ist verführerisch, das Steigen nicht ohne Gefahr; ungeschickter als der Schüler fällt der Meister, thut er es auf nicht natürlicher Bahn. Tollkühnheit verwirrt und schadet, Muth fördert die Schritte, blieb' auch ferne noch lange das Ziel. Der herrschende Ton versetzt den Jünger in schwierigen Zweifel, schwer wird ihm die Wahl, nur vernünftiges unbefangenes Streben führt zur Bahn des fernliegenden Zieles, wäre es auch gleich im Abschnitte der Zeit nicht erreichbar.

Tausendmal ist man genöthigt gegen den Strom zu schwimmen, um das schöne Eiland zu erreichen.

Leicht führt uns die rauschende Woge mit sich fort!! das erfordert oft, wie es eben die Zeit gebeut, in welcher man lebt, viel Kraft und Muth, der sich nicht irre machen läßt.

Wir leben überhaupt, zunächst aber auch als Aerzte in einer Zeit, die belehrender ist, als seit langer Zeit her eine war. Dem, der nicht bestochen ist, giebt sie den Schlüssel zum innern Heiligthum der Kunst; der, welcher sie nur nach ihrer Länge bemißt, ist für die Kunst so gut als verloren. Hat ihn aber der Wahn eine Zeit lang gefesselt, und er geht jetzt nicht in sich; so hat er das Wahre der Kunst auch nicht ein einziges Mal geahnet.

Viele Menschen gefallen sich in einer Sache, der Art und Weise nach, wie sie dieselbe treiben, so sehr, daß sie darüber vergessen, wie sie die Sache ihrer Erforderniß nach eigentlich treiben sollten. Sie überreden sich, sie trieben sie ihrer selbst wegen (nämlich der Sache selbst wegen). Bei genauer Prüfung ergiebt sichs, daß sie dieselbe treiben, der Art und Weise wegen, wie sie sie eben gern treiben mögen. Man gebe nur Acht auf mancher Aerzte, Erzieher und vieler anderer Denk- und Handlungsweise. Das ist nun eigentlich ein sehr gefährlicher Egoismus (welcher der Kunst vielen Schaden bringt), weil man bei dieser Art Egoismus am wenigsten merkt, daß man von ihm befangen ist. Man kann sich vor diesem Fehler nicht genug in Acht nehmen, weil auch der Beste so leicht in ihn verfällt, und die Kunst durch ihn so sehr gefährdet wird.

Das Materialienliefern in dem Gebiete der Heilkunde ist gewiß eine löbliche und nothwendige Arbeit; allein sie müssen gehörig bearbeitet und wohl geordnet seyn. Gute Steinarbeiter liefern ihre Steine zum Bau so bearbeitet und so geformt, daß wenn die gehörige Zahl vorhanden ist, derselbe in schöner ordnungsmäßiger Fügung aufgerichtet werden kann. Ob das alle medicinische Arbeiter auch so halten, beweisen wahrlich nicht alle Mitarbeiter unserer großen Anzahl Journale. Ich sollte glauben, eine Rüge dieser Art sei nicht ganz zur Unzeit.

Das Mittelbare ist die schwerste Aufgabe für den menschlichen Forschungsgeist. — Die meisten Erscheinungen in der großen Welt hängen zunächst von mittelbaren Einwirkungen ab. — So verhält es sich auch im thierischen Organismus und mehr noch in dem menschlichen (weil hier das Geistige mit ins Spiel kommt) in diesem großen Mikrokosmus. Darum ist auch eine streng geordnete Arzneimittellehre immer eine der schwersten Aufgaben in der Medicin, und so sehr uns auch die Ratiocination leiten mag und leiten muß; so beruht doch dieser gesammelte Satz auf reiner und unbefangener Erfahrung. Ehe man eine Farbenlehre von großen Kunstverständigen hatte, wußte ein Apelles schon längst die Farben zu mischen. Diese Betrachtungen dürfen und sollen uns demüthig aber nicht kleinmüthig machen. Lange bleibt dem Verstande, und vieles für immer verborgen, was längst schon das Auge erforschet. Genialität und Anticipation sind die beglückendsten Eigenschaften des menschlichen Geistes. Darum sind wir auch des „Numquam retrosum" gewiß. Wer unbefangen ist, kann sich täglich in unserm erfindungsreichen aber auch nach Neuheit lüsternen Zeitalter überzeugen, wie oft Arzneien zu einem gutem Rufe gelangen, während, bei genauer Prüfung der ganze Ruhm der rettenden Natur angehört, die oft, ja die gröbsten Vergehungen gut macht, und so eigentlich nur die angewandten Arzneien nicht zu Schanden werden läßt. Wie inhaltschwer sind Hippokrates Worte: „Judicium difficile, experimentum periculosum.“

Es war noch unlängst eine Zeit, wo das Jagen und Haschen nach Neuheit so gängig und beliebt von den Lehrstühlen herunter getrieben wurde, in welche Sucht die Schüler gleich dem Schiffer, in den Strudel, so hineingerissen wurden, daß vielen unter ihnen das Alte, Bewährte, die Grundveste der Kunst ganz neu blieb. Es ist hohe Zeit, daß von Staatswegen so streng auf das Gewissen als auf das Wissen der Lehrer gesehen werden möge! Wer noch als Schüler aus der neuen Zeit hervorgegangen ist, ist sicherlich eingedenk, wenn er reinen Herzens ist, welch' großen Kampf er als Jünger zu bestehen hatte. Wer wäre nicht in der Wüste gewesen, wo ihn der falsche Geist versuchte?

Kein System ist bisher dem Vorwurfe der Einseitigkeit ganz entgangen. Man richte seinen Blick selbst auf die der besten Köpfe, z. B. auf das genialische System des originellen Stahls. Aber das Schlimmste für uns ist eben jene Einseitigkeit, welche die Ausleger der Systeme in dieselben gelegt haben, und welche sie in die Theorie und Praxis eingeführt haben, welche der Natur der Sache nach nicht daraus hervorgegangen wäre.

So wie es den englischen Aerzten häufig zum Vorwurfe gereicht, daß sie bei ihren Arbeiten in der Darstellung nicht selten bei ihrer Breite doch zu kurz und dissolut sind, und zu flüchtig wegeilen, und den italienischen Aerzten oft eine gewisse logische Unordnung zur Last gelegt werden kann; so können die deutschen Aerzte hingegen nicht ganz dem Vorwurfe entgehen, daß sie sich oft zu redselig dehnen, und in dem Schema zu strenge trennen, wo die Natur vereint, — dagegen die holländischen Aerzte bis jetzt nicht strenge genug sichten, den französischen es aber nicht selten an systematischer Ordnung gebricht. In allen Dingen kann ein (im allgemeinen) hervorstechender Zug bemerkt werden.

Unendlich ist das Meer der Erfahrung; doch kühn rüstet die Phantasie ihr Schiff aus, und wählt sich zum Steurer den Jüngling. Leicht gleitet das Schiff hin auf ruhiger Fläche. Kaum hat es die hohe See erreicht; da erhebt sich der Elemente Streit. In den Wellen findet den Tod der künstliche Bau, und an rauhen Klippen hängen traurig die Reste. Wimpel und Segel, die Zierde des Baues hat in Lumpen verwandelt längst schon der Sturm.

An dem Firmamente der ärztlichen Welt sind der Kometen Jahr aus und Jahr ein in schimmernbem Glanze nicht wenig zu sehn, sie machen der Menge gar vieles zu schaffen; doch haben sie kurze Zeit durch die Welt geblitzt; dann schwinden sie wieder. Seltener stehn die Fixsterne, aber klar und beharrlich leuchten sie heute wie morgen, und nie ermüdet ihr Licht das nüchterne Auge.

Ein sehr verdienstliches und der Verbindung einiger bewährter Aerzte, vorzüglich solcher, welche große Reisen gemacht haben, mögliches Unternehmen würde es sein; eine Geschichte der individuellen Gesundheit, z. B. der verschiedenen Völker Europas einstweilen zu beschreiben; wo dann nothwendig die einem jeden Volke eigenen Lebensverhältnisse als die gängige Art zu essen, zu trinken, sich zu bewegen, sich zu belustigen, zu arbeiten, zu denken, zu fühlen, (wozu nothwendig die hervorstechenden Grundsätze in politischer, bürgerlicher und religiöser Hinsicht gehören) der obwaltende Charakter des Landes, des Climas, des Himmels, die Constitutio innata des Körpers und der Seele der Einwohner, z. B. die herrschenden Leidenschaften, die Geistesanlagen, und ganz besonders die physische und psychische Erziehungsweise, so wie die Handhabung der Heilkunst in theoretisch-praktischer Hinsicht genau angegeben werden müßten. Eine solche Zusammenstellung gewährte eine Gegeneinanderüberstellung, führte zu den interessantesten Aufschlüssen der Krankheitsbedingungen im Allgemeinen und Speciellen und wäre ein mächtiges Vehikel für richtiges analogisches Schließen für jeden handelnden Arzt. Einzelne Arbeiten, die jetzt schon vorliegen, welche sich aber noch lange nicht zu einem vollendeten Ganzen erheben können, dürften als vorläufige Fragmente benutzt werden. Quantae molis tantum opus et ad multorum emolumentum quale levamen!

Es giebt wahrscheinlich nur vier Hauptcharaktere, nämlich quantitativ, qualitativ, mechanisch und organisch, in welchen alle Krankheiten auftreten dürften; gemischt ist der Charakter mehr oder weniger immer. Aber einer spricht sich als Hauptcharakter aus; so giebt es vielleicht gar keinen rein quantitativ sondern immer nur qualitativ quantitativen Charakter der Krankheiten. Dieser Satz verträgt sich freilich mit dem Glanze der brittischen und der modificirten brittischen Lehre nicht; sollte er aber nicht wahr sein? Schon der Uebergang der Krankheit in Gesundheit vermittelst der Crise (und hat nicht jede Crise ihre bestimmmte qualitative Seite?) führt zu dieser Ansicht. Alle Kunst hat es mehr mit dem Quale als mit dem Quantum zu thun, sollte es sich mit der Heilkunst anders verhalten? Das Einzelne finden wir im Ganzen, und das Ganze im Einzelnen. —

Die pathalogische Anatomie ist gewiß einer der wichtigsten Gegenstände für den Arzt. Welche wichtige Entdeckungen hat sie nicht schon für die Nosologie, Aetiologie, für Diagnostik und allerdings für die Physiologie gemacht! Allein von der andern Seite müssen wir doch beherzigen, wie wenig und selten wir im Stande sind, den Zeitpunkt, von welchem an die fehlerhaften Gestaltungen sich allmählig zu bilden anfingen und die Zerstörungen begonnen haben, zu bestimmen, wie wenig wir wissen, was Alles in so mancherlei Systemen vorgehen mußte, vielleicht sehr lange Zeit vorher, um das vorhandene Aftergebilde wachsen zu machen und als ein solches zur Reife zu bringen, um bei den Sub- und abermal Subdivisionen in der Nosologie behutsamer zu sein, als doch in Wahrheit nur selten zu geschehen pflegt. Ohnedieß ist es häufig der Zeitpunkt, in welchem die letzten Anfälle vor dem Tode vorgingen, und wo der Fund für das forschende Messer erst diesem geworden ist.

Wie viele Anomalien mögen angeboren seyn, zu deren Verhältniß die plastische Natur im Totale ihre Einrichtungen getroffen hat? Das nachzuweisen möchte wohl ein schweres Problem sein.

Auch bei sich allmählig bildenden und schon erzeugten Difformitäten ist die Natur eine weise Hausfrau, die dem Fehlenden und Fehlerhaften in ihrer Haushaltung durch anderweitige Veranstaltungen in derselben ab- und nach- zu helfen, und dasselbe oft ganz unschädlich zu machen weiß. Multa fiunt eadem, sed aliter. Es ist dieses gewiß eine zu beherzigende Wahrheit für den praktischen Arzt, für den aber die Arbeiten eines Morgagni, Baillie, Testa, Burns, Corvisart und Kreysig sehr gehaltreiche Perlen sind. —

Ein Kranker leidet viele Jahre; wir können ihn nicht enträthseln, wir rathen, wir versuchen, alles setzt uns in peinliche Verlegenheit, alles ist fruchtlos, der Kranke stirbt, die Section zeigt eine ganz unerwartete gar nicht geahnete Difformität in irgend einem wesentlichen Organe oder Systeme. Wir ertappen uns auf Trugschlüssen, der Fund soll uns nun alle früheren Erscheinungen erklären, wir thun es kühn, wissen alles von diesem Funde auszubeuten, die ganze Scene mit ihm in Einklang zu bringen, und fallen nur zu oft in den schlimmsten Trugschluß, bedenken nicht, daß eben das sich unserm Auge darbietende der letzte Akt der Tragödie ist, der allerdings geraume Zeit kann gedauert haben (nicht also der Moment des Sterbens selbst), der uns doch nur dadurch deutlich werden dürfte, wenn wir mit Scharfsinn die früheren Akten des Lebens durchgingen. — Solche Trugschlüsse sind gefährlich und schädlich; denn sie werden als Basen der Lehre nur zu häufig angenommen, von wo aus für künftige Fälle ratiocinirt wird.

Ob ich recht denke, mögen andere, die größere Erfahrung, größeres Wissen haben, als ich, beurtheilen, und im Falle rechtfertigen. Nur die Erwähnung sei mir erlaubt, wenn es an der Zeit ist, kann man das Wort nicht unterdrücken.

Es ist ein großer Unterschied zwischen der Annäherung zu dem Tode, welche unmittelbar durch äußere Bedingung, durch Entziehung der zum Leben nöthigen Einflüsse, durch gewaltiges Eingreifen und Einschneiden, Trennen der zur ganzen Lebensharmonie unentbehrlichen Organe bedingt wird, und der Annäherung zu dem Tode, welche durch den vorliegenden Zustand der Systeme, die in sich selbst und wechselseitig durch sich selbst erkrankt, ganz verstimmt, in ihrer Wesenheit alienirt sind, wozu übrigens der erste, zweite und auch weitere Impuls von Außen von kürzerer oder längerer Zeit her gegeben sein kann, bedingt wird. Dennoch muß man also von den Erfahrungen, welche bei den Sectionen lebender Thiere und der durch Gifte oder Entziehung äußerer Lebensbedingungen dem Tode nahe gebrachter Thiere gemacht werden, nur mit der größten Umsicht und Geistesgewissenhaftigkeit in analogischen Schlüssen auf Pathologie und zunächst auf Therapie zu Werke gehen (soviel auch immerhin solche Versuche schon Ausbeute gegeben haben), damit wir nicht in ähnliche Trugschlüsse wie viele Chemiatriker verfallen, welche von der Untersuchung der thierischen Säfte auf den Zustand derselben im gesunden und kranken Leben allzukühn und zuversichtlich schlossen. „Vorsicht, Umsicht ist die Mutter der Weisheit" lautet ein altes Sprüchwort; keine Zeit in jeder Hinsicht hatte diese Wahrheit mehr als die unsrige zu beherzigen.

Der Apostel Paulus sagt: „der Buchstabe tödtet, der Geist macht lebendig." Diesen Satz vor Augen, wird uns das Studium der Hippokratischen Bücher zu allen Zeiten die ächte Ausbeute geben, und in diesem Sinne wird sein Lehrgebäude immer Muster bleiben. Sein Geist, der Geist in dem er dachte, beobachtete, Schlüsse machte und niederschrieb, muß auf uns herabkommen. So fallen die oberflächlichen Grübeleien, die man hier und da über seine hinterlassenen Schriften angestellt hat, von selbst weg.

Pope sagt: „Was nicht nützt, schadet." Dieser Satz wird in theoretischer und praktischer

Hinsicht von den heutigen Aerzten viel zu wenig gewürdigt.

Lerne das Leben aus dem Leben, die Natur aus der Natur selbst erkennen. Alle Kenntniß, die nicht aus ihr hervorgeht, so wie alle Lehre, die nicht ihren Orakelsprüchen, die jedem nüchternen Geiste mit frommem Gemüthe vernehmlich, wenn gleich oft unergründlich sind, ist unnütz, ist ein falscher Leitstern, ein trügender Compaß für den steuernden Arzt.

Wenn der Zeitabschnitt in der Geschichte der Medicin, wo es Noth that, mit Bako zuzurufen: „Dum mentis humanae vires falso miramur et extollimus, vera ejus auxilia non quaeramus," vielleicht als beinah abgeschlossen angesehn werden dürfte; so ist es mir immer, als müßte ich bei dem beginnenden Zeitabschnitte einen Theil der jetzigen medicinischen Welt bitten, zu beherzigen, was Göthe sagt: „daß unter dem Einflusse einer enthusiastischen Mystik weder Kunst noch Wissen gedeihen kann."

Die Krankheiten, welche nicht als bestimmte Umrisse, und deren giebt es viele, erhoben werden können, sind die schwersten Aufgaben für den Arzt. Hier ist es, wo der Compendiumsmann am Berge hält, wo nur Genie und Hippokratischer Geist fruchtbares leisten können. — Diese Fälle geben auch den Maaßstab zur Schätzung eines ächt ärztlichen Genies am zuverlässigsten ab.

So giebt es auch Fälle, wo man, um glücklich in den Hafen einzulenken, zwischen Scylla und Charybdis durch muß. Diese erheischen große Gewandheit in der therapeutischen Taktik, und diese kann nur der Erfahrungsreiche haben. —

Wie der Priester an den Altar treten soll, so trete der Arzt an das Krankenbett. Die Kunst sei ihm über alles heilig und der Kranke sei ihm ein anvertrautes, ein heiliges, über alle Rücksichten gehendes Gut. Auf seiner Stirne ruhe der Ernst, auf seinen Lippen die Humanität, in seinen Augen wohne die Liebe, die Würde begleite seine Rede. Sein Herz sei nüchtern, sein Geist sei zu Haus. Sein Gemüth begleite den Geist, aber der Geist auch das Gemüth. Der Geist aus dem er handelt, ist das Höchste. So und nicht anders, wenn es möglich ist, wird der Kranke sein Bett verlassen.

Kann der Arzt kein rettender Genius mehr sein, so höre er nicht auf, ein liebevoller zu sein. Kann er das Leiden nicht heben, so suche er es zu lindern; kann er es nicht mehr physisch, so kann er es immer noch moralisch. Er ist der Stern für den Kranken; auf ihn ist das sterbende wie das hoffende Auge gerichtet, an seinen Tönen hängt das bange Ohr. Seine Geberde ist ein Telegraph für den spähenden Blick der Leidenden. Er vergesse sich nie. Es gilt einem wunden Herzen. Es werde ihm nie zu schwer. Sterben ist leicht: das Vorgefühl ist schwer. Wer scheidet gern vom Alten, vom Liebgewonnenen, vom Gewohnten? Der Bruder fühlt wie die Schwester, diese wie der Bruder. Je weniger sie den Abschied fühlen; um so leichter ist die Reise. Wie viele schwere Stunden mag sie durchkämpft haben, die ringende Psyche; versüßen wir ihr nach Kräften die letzte, in welcher sie von Knochen, Muskeln, Gefäßen und Nerven noch verwebt ist. „So möge denn jedem von uns, unter dem Verrauschen und Gefrieren der Erdenwasser, in der hohen Sterbestille der Himmel zu tönen anfangen mit den Gesängen und Lauten des ewigen Frühlings, und das Herz möge uns nur an der letzten und schönsten Freude brechen." Jean Paul.

Die Sünde gegen den heiligen Geist ist die ärgste, welche der Arzt begehen kann.

Wenn er sich selbst versteht, so kümmere er sich nicht, daß ihn andere nicht verstehen.

Nicht alles ist sein Verdienst. Nur was er dem Göttlichen thut, — das thut er der Menschheit. Dieß ist sein Verdienst, und dieß nur kann ihm keine Schmeichelei verunstalten, und kein Neid rauben.

Er mag alt oder jung sein, die Kunst muß immer seine Braut sein, er ihr Bräutigam bleiben. Nie werde sie ihm die dienende Magd.

Wie er sie im Herzen trägt, so lohnet sie ihn.

Mühsam muß er sie erringen die herrliche Braut. Doch hat er sie erreicht und hält er sie fest in den Armen der Liebe; so bleibt sie ihm ewig, und kein Tyrann im Reiche der Geister vermag sie ihm zu rauben.

Das Werk, das muß den Meister loben.
Doch der Segen kommt von oben.

Es ist ein großer Fehler zu allen Zeiten gewesen, daß genialische Köpfe ein auf analytischem Wege gebildetes Gefüge, das zu der Construction des ganzen Gebäudes einen vortrefflichen integrirenden Theil abgiebt, sogleich kühn zu einem geschlossenen Gebäude erheben. Durch welche Kühnheit selbst irre geführt sie andere nicht weniger irre machen, von welchen ein Theil durch die plausible Darstellung zu derselben Anerkennung verleitet wird, der andere aber nur zu oft das wirklich Gute und Schöne dieses Gefüges ganz übersieht, und so das Kind mit dem Bade ausschüttet, nur wenige aber das Kind sich anzueignen wissen. Verhält es sich — daß wir einige Beispiele aus neuerer Zeit anführen — nicht so mit dem homöopatischem Systeme, mit der Gallschen Gehirnlehre und mit dem Magnetismus. Wie vieles könnten wir noch aufweisen!

Wenn man nur zu oft den Englischen Aerzten den Horazischen Satz: „brevis esse laboro, obscurus fio" zur Beherzigung empfehlen möchte; so kann man dagegen in unserer Zeit nicht umhin, zu bemerken, daß viele deutsche Schriftsteller bei ihren Darstellungen in eine, den gebildeten Geist ermüdenden und ihm den sparsamen Zeitvorrath schmälernde Redseligkeit verfallen, wobei ein Theil glaubt, er müsse alles Wissen, was in ihm ist, möglichst entwickeln, und dabei nicht bedenkt, daß andere ehrliche Leser mit ihm gleichen Schritt gehalten haben, daß es dem Leser nur um den vom Verfasser versprochenen Edelstein zu thun sei, indem er die übrigens oft zierlich und wohlgearbeitete Einfassung selbst besitzt. Es wäre doch wirklich sehr heilsam, wenn diese Classe Schriftsteller recht beherzigten, was Schiller sagt: „Jeden andern Meister erkennt man an dem, was er ausspricht, was er weise verschweigt, zeigt mir den Meister des Styls." Wenn dieser Theil selbst den Gebildeten viel zu schaffen macht; so giebt es dagegen noch einen andern Theil, der sich und der Menge gar viel zu schaffen macht, von dem wir aber mit Ernst Wagner sagen möchten: Eure allzuviel andeutende deutsche Deutlichkeit ist keinen Deut werth *).

Wenn ihr nicht ohne Geistestrunkenheit, nicht vorurtheilsfrei und doch demuthsvoll in dem Buche des Lebens und der Natur zu lesen bemüht seid; so wird es euch eurer übrigen Bücherkenntniß ungeachtet, womit ihr oft Berge versetzen zu können wähnt, doch gleich dem gelehrten Salmasius ergehen, der der Königin Christina von Schweden in neun Sprachen zu sagen wußte, wie Stuhl heißt, und sich, als er sich setzen sollte, neben den Stuhl setzte. Es kann aber nun einmal nicht fehlen, daß der, welcher den Wald vor lauter Bäumen nicht sieht, ein schlechter Forstmann ist.

Die sogenannten Vademecumsammlungen bewährt gefundener Arzneiformeln und wie die Büchlein alle heißen, die noch so häufig die Presse verlassen und Abgang finden, zeigen leider! nur

*) Friedrich der Große sagte von diesen Schriftstellern, sie leiden an einer Longondiarrhöe.

zu deutlich, daß es noch mit vielen Bildungsanstalten und mit der Bildung vieler ärztlichen Individuen eben nicht gar glänzend aussieht. Diese Schriften sind wahre Krücken. Wer gesunde Glieder hat, bedarf keiner. Aber auf unserer Bühne sollte man keine Lahmen auftreten lassen. Diese Complicationen gereichen wahrlich dem Kunstleben eben so wenig zur Ehre, als zum Frommen. Sollte so eine, eben nicht sehr mühsame schriftstellerische Arbeit auch eine einträgliche sein, so möchte ich sie eben nicht für eine verdienstliche halten. Taugt doch alle Halbheit nichts. Wollten aber die Verfasser dergleichen Arbeiten vielleicht gar als Beihülfe, als sogenannte Leitfäden für wirklich wissenschaftlich gebildete junge Männer bei ihrem ersten Auslaufen in das große Meer des praktischen Lebens angesehen wissen, so sind wir sehr geneigt, dafür zu halten, daß Männer, welche sich die Fähigkeit angeeignet haben, aus der Quelle zu schöpfen, die sich den Schlüssel zum Heiligthum der Kunst und Natur erworben haben, wohl schwerlich ihre Zuflucht zu solchen Nothankern des Halbwissens und der Trägheit nehmen werden.

Man sollte einen Unterschied machen zwischen Doctoren und Licentiaten. Jeder, der als praktischer Arzt wirken, oder einst als Vorsteher klinischer Anstalten auftreten wollte, müßte, wenn er gleich den Doctortitel hätte, als Licentiat creirt sein. Bevor aber ein junger Mann als Licentiat auftreten dürfte, müßte er unter der Leitung großer Aerzte in klinischen Anstalten sein praktisches Talent, seine Meisterfähigkeit ausgewiesen haben. Die Zeit dazu kann wohl nicht bestimmt werden. Er müßte dort so lange arbeiten, bis sich sein praktisches Talent bewährt hätte. Die Zahl der Aerzte würde wahrscheinlich, gewiß aber auch die der Kranken abnehmen. Diejenigen aber, welche sich vermöge ihrer theoretischen Kenntnisse die Doctorwürde erworben hätten, könnten nur Docenten von rein theoretischen Zweigen unserer Wissenschaft sein.

Paulus, dem die Vernunft im Herzen und das Herz in der Vernunft wohnten, welcher eben darum dieser herrliche hochbegabte Mann war, rief zu Gott: „Herr verzeihe mir die Schwachheiten meiner Tugenden." Diese Herzensergießung wünschte ich alle Morgen, gerade unsern genialischen immer rastlos vorwärtsstrebenden Aerzten. Die Wahrheit und Wichtigkeit einer so beherzigungswerthen Geistesergießung kann nur ein edler Geist fühlen, und je inniger er sie fühlt, je mehr wird er über seine Geistestugenden wachen. Denn wo wäre der Muth, der nie verwegen, wo die Reinheit, die nie zu streng gewesen, wo der Hochsinn, der sich nie überstiegen hätte *)?

Es ist nun einmal nur zu wahr, was Göthe sagt: „Es irrt der Mensch, so lang er strebt.“ So hat des Menschen schönste Lichtseite auch ihre dunkeln Punkte. Ich sage dieß wahrlich nicht aus Kälte. Alle die offen und wahr sind, werden den herrlichen Schiller verstehen, wenn er sagt: „Willst du dich selbst erkennen, so sieh, wie die andern es treiben. Willst du die andern verstehen, blick' in dein eigenes Herz.“ Sollte mich aber jemand Anmaßung zeihen, der werfe, wenn er ganz reinen Herzens ist, einen Stein auf mich.

Die mancherlei Werke, welche die Vorschriften enthalten, wie sich ein Arzt edel, liebreich, klug und würdevoll gegen das Publikum benehmen soll, und wie die Sachen auch alle heißen, sind, soviel Gutes auch manche enthalten mögen, im Ganzen doch unnütze Arbeiten. Lauter Lückenbüßer! Wo das innere geistige Leben schön und lauter ist, da wird's auch schön zu Tage kommen, und wo das nicht ist, ist das äußere höchstens Kleister. Der Planet, der keine Sonne hat,

---

*) Göthe sagt in dieser Beziehung sehr launig:
Wüßte nicht, was sie bessers erfinden könnten,
Als wenn die Lichter ohne Putzen brennten.

hat, bleibt ewig kalt. Was aber die Klugheit betrifft, welcher auch der Edelste bedarf, das ist Sache der Erfahrung, und diese ist nicht Sache eines Tages, die kommt nicht vor den Jahren. Wozu also diese Formenvorschriften? Hätte man nur an manchen Orten strengere Vorschriften zur Erlangung der Titel, welche zur Ausübung dieser erhabenen Kunst befugen, dieß wär' ein köstlich Ding. Wer voll Liebe ist, wird liebreich, wer keusch ist, wird züchtig, wer edel ist, wird würdig sich benehmen, wer von der Menschheit groß denkt, und sie hoch im Herzen hält, der wird seinen Bruder in jedem Gewande ehren. Mit einem Worte des herrlichen Schillers Worte unter der Aufschrift: Inneres und Aeußeres: „Gott nur sieht das Herz, drum eben weil Gott nur das Herz sieht, sorge daß wir doch auch was Erträgliches sehen," wiegen alle diese Vorschriften auf. Errare humanum est; homo sum: humani nihil a me alienum puto.

Der Arzt treibe seine Kunst aus gleich reinem Interesse für die Menschheit und die Wissenschaft, dann sorgt er für seinen Geist, wie für sein Gemüth, und nicht minder für das Frommen anderer. Die Wissenschaft vergesse er lieber als den Erkrankten — d. h. er erlaube sich nicht, aufs Gerathewohl den Menschen zum chemischen Experimentirtopfe zu machen. Die Studierstube ist kein Orakel, die Asche des Kranken kein erfreuliches Experiment. Und nur verständlich sind dem nüchternen Auge die Hieroglyphen der Natur und des Lebens. Das fromme Gemüth kennt den Schmerz, wenn es einmal das Auge versah. — Doch nicht vermessen gewesen zu sein, ist Balsam der Wunde. — Je ne veux pas passer pour meilleur, que je suis, sagt Rousseau.

Wenn mir in neuerer Zeit wieder so ganz außerordentlich überladene und mit allen möglichen Compositionen geschwängerte und an allen Stellen des Leibes anzubringende medicinische Apparate, die hin und wieder die Liebhaberei mancher Aerzte geworden sind, zu Gesichte kommen; so fällt mir immer ein deutsches Sprüchwort ein*): „Mit viel hält man Haus, mit wenig kommt man auch aus.“ Der unbefangene Arzt findet dasselbe im vorliegenden Falle gewiß wahr und den Punkt bezeichnend. Man kann nicht umhin vielen zuzurufen: Eure Kranken wollen gesund, und nicht arm gemacht sein! Fürwahr der Nimbus macht den Heiligen nicht!

*) Daß es auch einige Krankheiten giebt, wo man oft sehr complicirt verfahren muß, ist dem gebildeten Arzte bekannt.

Daß die Stelle, hinter welcher sich der Focus des großen Sonnengeflechtes befindet, in seltenen Fällen für Auge und Ohr vicarirt, setzt in großes Erstaunen. Daß die Geschichte uns lehrt, daß in außerordentlichen Fällen ganz verschiedenartige Organe für Nieren, Uterus, Brüste u. s. w. vicariren, setzt uns weniger in Staunen. Es rührt wohl daher, weil wir uns erlaubt haben, diese physiologisch-pathologischen Verrichtungen etwas grobsinnig zu erklären, und unserm Stande plausibel darzustellen. Unsere Physiologen werden zum Theil bald so gelehrt, als unsere Philosophen. Aber mit aller Hochachtung für die unermüdeten Arbeiten und unsterblichen Verdienste großer Männer alter und neuer Zeit um diesen Zweig unseres Wissens gesprochen, wissen wir eben, wenn es an's Erklären kommt, wenig oder nichts. Die Geschichte ist eben der Weltgeist noch nicht. Das Planiglobium zeigt uns das Sternengewölke, aber das geheimnißvolle Leben der Sphären, wir kennen es nicht. —

Wenn man gerade nicht denkt, daß alles ein Wunder ist, und daß uns die Betrachtung immer wieder auf das Urwunder zurück weis't; so erscheinen folgende Dinge als gar wunderbar.

Wenn die Reben blühen, rührt sich der Wein im Fasse; wenn das Korn blüht, geräth das Mehl in Gährung; wenn sich der Schlangenbiß jährt, rührt sich der frühere Schmerz; wenn der Anfall der Pest sich jährt, schmerzen die Narben der früheren Beulen; wenn der Mond zunimmt, nehmen die Flechten, der Kropf, die Drüsengeschwülste und der Wahnsinn zu, und die Würmer werden unruhig. Wenn der Zwillingsbruder stirbt, geht in dem andern oft Ungewöhnliches vor. Ferner gehören hierher der siebentägige Typus, die Menstruation rücksichtlich ihres Typus, das Versehen der Mutter, die Curen durch Sympathie, das Anhauchen der Rose und schmerzhafter Stellen durch manche Menschen, der thierische Magnetismus, die Ahndungen, die Magnetnadel, das Vorgefühl mancher Menschen für eintretende physische Einflüsse, das der Thiere gar nicht zu gedenken u. s. w. Ja ist nicht Sehen, Hören, Fühlen ein Wunder? Wer hat das Räthsel gelös't? Wie unbefriedigend ist alle Theorie darüber. Paulus würde auch heute noch sagen: „All unser Wissen ist Stückwerk!"

„Schwärmer prägen den Stempel des Geistes auf Lügen und Unsinn; wem der Probierstein fehlt, hält sie für redliches Gold." Hat er nicht Recht der scharfsichtige Göthe? Schon läßt es die neueste Zeit an Belegen zu diesem Satze nicht fehlen. Aber einen Trunkenen! kann man leicht überreden, daß es zwei Sonnen gebe. Sapienti pauca!

Dinge, die oft durch wenige Worte am deutlichsten abgehandelt und gewürdigt wären, werden nur zu oft weitläuftig und vielseitig abgehandelt; so muß man gar viel über Verträglichkeit der Aerzte an einem und demselben Wohnorte bei Berathschlagungen, und über den vulgo sogenannten Handwerksneid, sowohl mündlich als schriftlich vernehmen. Die, welche was wissen und was sind, bedürfen des Zurufs nicht. Die aber, bei denen das nicht der Fall ist, vernehmen ihn gar nicht. Nach meinem Dafürhalten ist wohl das ganze Thema in einem Wahlspruche der Königin Christine: „wenn man selbst Verdienst hat, so fürchtet man kein fremdes" am kürzesten und besten abgehandelt.

Mir ist nichts mehr zuwider, als die heftigen Demonstrationen für den Werth der Medicin, in die sich so oft Aerzte einlassen. Ich würde mich schlechterdings nicht bemühen, einen den Werth der Medicin einsehen zu machen, der ihn eben nicht einsehen wollte. Eine gute Münze giebt sich selbst aus. Die Thoren mögen mit Schildpfennigen immerhin ihr Wesen treiben. Oder sollte man kein Weib lieben, weil es auch schlechte Dirnen giebt? Der würdige Bräutigam verlangt gar nicht, daß ihn seine würdige Braut liebet, wie er; aber achten wird sie jeder, der ein Mann ist.

Was wird jetzt nicht alles besprochen!
Sie haben die Dialektik erkieset;
Und wissen die Logik zu nützen,
Wie vor ihnen keiner es konnte.
Sie sind mit der Braut schon getraut.
Sie sagen's euch laut.
Die Mitwelt kann's noch nicht fassen.
Sie leuchten ja heute wie Phosphorusglanz,
Aber die Nachwelt! die Nachwelt wird sagen,
Ihre Ehe ach! sie war kinderlos.
Ja, ja, es sind ihrer Viele
Sie ziehen die Meng' zum Spiele,
Sie sind ganz erstaunlich reich an Worten;
Aber ach! noch kein's ist Fleisch geworden!
Es ist noch nicht lange hin,
Da ward uns der Heiland versprochen.
Der Heiland; wir sahen ihn nicht;
Aber die Wunder die fühlen wir noch!

Die praktische Theorie, die rationell empirische Anschauung ist fast, o, daß man es sagen muß! zum Spott geworden, und doch ist von unserm ganzen Wissen und Streben für den Menschen nur das einzige Beste, was für ihn taugt. Man ist mit seinem Geiste so gern in höheren

Regionen im Bereiche der Speculation — weil man nicht den Muth besitzt und die Mühe scheut, hier auf Erden rein — menschlich — vernünftig ins Leben heilsam eingreifend zu sein und zu handeln. Suchen und streben müssen wir alle. Was uns vergönnt ist wird uns werden. Nützen wir immerhin die Wärme, wenn uns gleich der Heerd, aus welchem sie strömt, nicht vor Augen liegt.

Oft ganze Jahre lang verdrängt die Hypothese das Hippokratische Votivgemälde, und der Schwindelgeist speculativer Sekten stellt die Lehre ruhiger, nüchterner Beobachtung dergestalt in Hintergrund, daß es Noth thut, das vom Zeitgeiste verwischte Bekannte noch einmal in die Seele der Jünger zu rufen. So sehen wir den Aderlaß, die abführenden, die antiphlogistischen Mittel, die einfache Behandlung des Gebäraktes, u. s. w. von den ächten Haltern und Trägern der Kunst in ihre alte Rechte wieder eingesetzt. Jetzt sollte man es kaum glauben, daß wir in der letzten Zeit sehr pompös auftretende Schriftsteller an uns vorbeigehen gesehen haben, die z. B. über Aderlassen bei weitem nicht jene richtige Ansicht hatten, als sie schon ein Celsus zu seiner Zeit hatte *). Ja, wie schön äußert sich eben dieser Schriftstel-

*) L. 2. C. 10 et 11.

ler über die jetzt so sehr vernachläßigten Schröpfköpfe, die ein Hufeland schon 1804 und abermals 1813 zu würdigen dringend empfahl. Wenn wir uns aber recht freuen, daß der Aderlaß wieder sein altes Recht behauptet; so wünschen wir nur, daß wir nicht nach so vielen belehrenden Jahrhunderten genöthigt werden dürften, mit eben diesem Celsus auszurufen: Sanguinem, incisa vena mitti novum non est; sed nullum pene morbum esse, in quo non mittatur novum est.

Gott und das Göttliche beurkundet der Glaube. Die Natur und das Leben geben das wahre System. Ich möchte über die Flut von Systemen, von welchen eins das andere verdrängt, eins das andere gebiert, mich gerade so äußern, wie sich der herrliche Schiller über Religion äußert. „Welche Religion ich bekenne? Keine von allen, die du mir nennst! — Und warum keine? aus Religion.“

Das wahre Genie bewährt sich bei weitem nicht in dem errungenen Ruhme, sondern vielmehr in der Wahl des eingeschlagenen Weges, auf dem er ihm zu Theil wird. Das zeigt alle Geschichte, und uns Aerzten recht einleuchtend die der Medicin. Giebt es nicht Abschnitte in dieser, wo der Jahre lang herrschende Geist von einem einzigen rufreichen Manne ausging und abhing? Nicht alle so bezeichnete Abschnitte sind gerade heilbringend und fördernd gewesen. Aber zum Glücke ist das nur dauernd, was eine allgemeine Regung der Geister bedingt. — Es wird aber die menschliche Unvollkommenheit auch dadurch bezeichnet, daß uns die Geschichte zur Genüge gelehrt, daß auch selbst das größte Genie ein vorbereitetes Geschlecht antreffen muß, soll der ausgestreute Same aufgehn, und nicht oft viele Jahre lang im Schooße der Zeit liegen bleiben, bis ihn einmal ein gewaltiges Ereigniß zu Tage fördert, oder mit der voranschreitenden Zeit der Boden so urbar geworden ist, daß er als Blüte und Frucht erstehen kann. — Ja wahrlich wahr ist's, was Göthe sagt: „Was ist das Heiligste? das was heut und ewig, die Geister tiefer und tiefer gefühlt immer nur einiger macht."

Wo die Anschauung und die Erkenntniß ihr Ziel finden, da treten die Ahndungen und der Glaube hervor. Zwar ist die Gränze des Erkenntnißvermögens nicht zu bezeichnen (denn wo wäre das geeignete Auge, dieses Grenzziel zu erblicken?). Aber der Glaube hat zu allen Zeiten sein Recht behalten, und wird es behalten. Dieß lehrt die Geschichte, und sie ist die Sibylle für die Zukunft. Die Wissenschaft ist das Licht und der Glaube die Wärme. Wie sich die physische Welt nur durch beide erhält; so erhält sich auch die moralische nur durch beide. Darum sagen wir: strenge Wissenschaft und reiner Glaube ist die Forderung der Zeit. Die beiden sind zur innern Wohlgestaltheit des Menschenlebens absolut nothwendig. Aber es sei fern von uns, die Träumereien unserer Mysticirten mit dem leichten Glauben eines gesunden Gemüthes zu verwechseln. Vielmehr möchten wir mit Paulus ausrufen: „Glaubt nicht einem jeglichen Geiste, sondern prüfet die Geister ob sie von Gott sind: denn es sind viele falsche Propheten ausgegangen in die Welt.“ Wer mit dem jetzigen Standpunkte unserer Wissenschaft vertraut ist, dem wird's klar sein, was uns zur Aeußerung dieser Betrachtung führt.

Die Sucht, in einem recht fremdartigen und grotesken Style zu sprechen, hat zwei Parteien unserer Schriftsteller ergriffen. Von der einen möchten wir mit Fontenelle sagen: „on apprend ordinairement les langues, pour exprimer nettement ce qu'on sait; mais il semble, que les Médecins n'apprennent leur jargon, que pour embrouiller ce qu'ils ne savent point.“ Der andern aber, welche aus kenntnißreichen Männern besteht, möchten wir Göthe's Worte in die Seele reden:

„Es trägt Verstand und rechter Sinn
Mit wenig Kunst sich selber vor;
Und wenn's euch Ernst ist, was zu sagen,
Ist's nöthig Worten nachzujagen?"

Daß doch der Mensch nicht Herr über sich werden kann!

Noch eine andere, zwar kleine Partei haben wir; diese dünkt sich ganz verklärt. Sie überreden sich, daß sie das Pfingstfest schon zurückgelegt haben: denn schon sehen sie, was bisher kein Auge sah, kein Ohr vernahm. Sie kündigen sich als die wahren Reformatoren der ganzen Naturlehre an. Sie wissen die Phantasie zu gewinnen, und das arme Herz zu bestechen. An Anhängern wird es ihnen demnach nicht fehlen. Sie sind wahre goldene Sonntagskinder; denn sie sehen Dinge, die viele andere ganz nüchterne Augen zu sehen nicht vermögen. Man möchte mit Lichtenberg von ihnen sagen: „Sobald man anfängt, Alles in Allem zu sehen, wird man gemeinlich dunkel im Ausdrucke. Man fängt an mit Engelzungen zu reden."

In Frankreich, in Holland und leider auch in Deutschland haben sich Einige so verstiegen, daß sie im Magnetismus den wahren Deus ex machina erblicken, und schon ist den Glücklichen der Knoten gelös't. Aber es thut leider nur zu sehr

Noth, daß man diesen Herrn mit Juvenal zuruft: Nullum Numen abest, si sit prudentia rebus.

Bei den wunderbaren und wunderlichen Geschichten so mancher Somnambulen mag man immerhin folgende Punkte wohl berücksichtigen *): a) daß der Mensch oft andere betrügt weil er im Selbstbetruge befangen ist; b) daß die Befangenheit im Reiche der Phantasie uns um die klare Aussicht in das Reich der Wirklichkeit bringt, und den Standpunkt zur richtigen Ansicht verrückt; c) daß das Sichselbstgefallen in einer unschuldigen zunächst religiösen Schwärmerei gar leicht ein sonst reines aber schwaches Gemüth unvermerkt so bestechen kann, daß es selbst nicht inne wird, wie es zur Lüge kommt, oder auch den Reizungen einer so gefälligen Lüge nicht widerstehn kann. Wie denn schon das Vergrößern des Ungewöhnlichen und Abentheuerlichen in der menschlichen Natur liegt; man trift dieses bei den wahrhaftigsten Menschen an; d) daß die Menschen sich

*) Indem ich dieß äußere, will ich keinesweges als Skeptiker an den ächten, oft wunderbar scheinenden Erscheinungen und Eröffnungen der im Somnambulismus Befangenen angesehn seyn. Wenn wir den Gott erkennen, wollen wir uns nur vor Götzen bewahren.

auch geistig anstecken (sit venia verbo); e) daß die Liebe, Aufsehen zu erregen, andern wichtig zu sein, wunderbar zu scheinen, im Menschen sehr groß ist; f) daß Psyche und Leib sich recht gut abgesondert denken lassen, — daß aber das wechselseitige Verhältniß beider zu einander in diesem Lebensabschnitte nach Grenzlinien sich eben so wenig, als die Grade des Einflusses, den beide aufeinander haben, nachweisen läßt. —

Welch Schauspiel! aber ach ein Schauspiel nur!
Wo faß' ich dich unendliche Natur?

Göthe.

Die Chinesischen Maler können ihrem Gegenstande nur eine Seite abgewinnen. Wir können Schulen in der gelehrten Welt aufweisen, denen es gerade so geht.

In unsern Studierstuben geht's oft gar hochgelehrt her. Sobald wir aber hinaustreten in die große Halle der Natur, so sehen wir eben die erhabene mit Geistesschritt an unserm staunenden Auge vorüberschreiten, und dem forschenden und berechnenden Blicke bleiben ihre Fußstapfen zur Ansicht übrig. — Welche Gelehrtheit ist nicht im Allgemeinen in vielen unserer physiologischen Werken entwickelt! Von den pathologischen wollen wir gar nicht reden. Aber die gewöhnlichsten einzelnen Erscheinungen sind nicht erklärt. Wir wollen nur des Schlafes und des Ekels gedenken. Wo ist hier eine befriedigende Erklärung? Nicht mindere Gelehrtheit findet man in unsern Arzneimittellehren. Ein mit Quecksilber abgekochtes Wasser führt Würmer ab; aber das Quecksilber hat weder Gewichtsabnahme noch sonst eine Veränderung erlitten. Gedenken wir ferner der bloßen Berührung des Eisens, der Magnete, der Perkinschen Stäbe, des Baquets. Halte man doch diese Ereignisse mit den herkömmlichen und auch neuern Erklärungsarten in unsern Handbüchern zusammen. Aus solchen einfachen Betrachtungen geht hervor, daß wir zwar eine Naturgeschichte aber keine Naturlehre haben. Wird wohl der Begriff von Materie und Kraft je festgestellt werden? — Wie glücklich waren nicht zum Beispiel unsere Chemisten, als sie sich ihre Wahlverwandtschaft ersonnen hatten; aber der scharfsinnige Bertholet hat gezeigt, daß der Ausdruck, Wahlverwandtschaft wohl als Benennung einer Erscheinung, aber nicht als der einer Kraft gelten könne. Dieß hat Bertholet streng auf dem Wege der Analyse bewiesen u. s. w.

Um unserm Auffassungsvermögen zu Hülfe zu kommen, muß der Verstand im Gebiete der Kunst und Natur Grenzlinien ziehen. Aber bei unsern

Schlüssen mögen wir immerhin wohl beherzigen, daß es in der Natur keine geben dürfte. —

Es giebt viele recht gelehrte Aerzte, die bloß darum bei ihren Kranken nichts vermögen, weil sie selbst in den hochwichtigsten Momenten der Kranken und ihrer sie umgebenden Freunde den Gelehrten nicht ablegen können. Es ist der Jean Paulsche Satz für jeden praktischen Arzt sehr beherzigungswerth: „Nicht bloß die mechanischen Arbeiten der Handwerker ziehen den Menschen ewig aus sich heraus, sondern auch die Anstrengungen des Forschens machen den Gelehrten und Philosophen eben so taub und blind gegen sein Er und dessen Stand unter den Wesen ja noch tauber und blinder!"

Auch dem Menschen, der dir im engen Leben begegnet,
Reich ihm, wenn er sie mag, freundlich die helfende Hand.
Schiller.

Wenn man erwägt, wie empfänglich das Gemüth des Jünglings ist, jeden ihm glänzend vorgezeichneten oder die Phantasie bezaubernden Weg zur Wissenschaft einzuschlagen, wie sehr es ihm noch an den Mitteln und an der Fähigkeit gebricht, die Wahrheit vom Irrthum zu unterscheiden; so kann man wirklich bei der Auswahl derer, welchen die Lehrstühle zu Theil werden, nicht streng genug zu Werke gehen; denn von dem Geiste, der sie beseelt, hängt ja so sehr der Geist der Männer ab, die dazu bestimmt sind einen so wichtigen Posten in der Welt auszufüllen *). Uns dünkt es aber, wir müssen es aufrichtig bekennen, als ginge man hier und da nicht mit der erforderlichen Strenge und mit der frommen Gewissenhaftigkeit, die doch eine so heilige Sache erheischt, bei dieser Auswahl zu Werke, es wirft sich hier die Frage auf, wem läge es ob, solche Mißgriffe öffentlich zu rügen, und die der Menschheit heilige Sache zu bewahren?

„Jede Universität sollte einen Ambassadeur auf den übrigen Universitäten haben, zu zweckmäßiger Unterhaltung sowohl der Freundschaften als der Feindschaften" sagt Lichtenberg.

Es gab eine Zeit, wo man Ursache hatte, über Recensentenunfug zu klagen. Es gab deren, die ohne Beruf ihr Amt trieben, und dafür hiel-

*) Es handelt sich hier um die ganze Gattung oft. „Ein Lehrer auf Schulen und Universitäten kann keine Individuen erziehen, er erzieht bloß Gattungen. Ein Gedanke, der sehr viel Beherzigung und Auseinandersetzung verdient." Sagt Lichtenberg. Das hat nun von gewisser Seite sein Gutes.

ten es müßte alles bekleckſet ſein. Jetzt fängt das an, anders zu werden. Unſere Recenſenten werden zum Theil ſo ultrahuman, und dieſer Geiſt herrſcht auch in nicht wenigen Journalen, daß zu befürchten iſt, daß bei dieſem Schwäche verrathenden Moderantismus und dieſer liebgewonnenen Ultrahumanität, die Humaniora und die höheren Wiſſenſchaften gefährdet werden dürften. Die mittelmäßigſten ja nicht ſelten ſchlechte Arbeiten und die phantaſtiſchſten Produkte werden aufgenommen, und kommen ungerügt durch, ja ſie werden nicht ſelten hoch geprieſen. Man muß den Herren zurufen, was Lichtenberg ſagt: „Es iſt unmöglich, die Fackel der Wahrheit durch ein Gedränge zu tragen, ohne hier einen Bart und dort ein Kopfzeug zu verſengen, und verdrießliche Auslegung von Satyren muß man immer erwarten.“ Und an einer andern Stelle ſagt er: „Mit ſeinem Beifall muß ein geſetzter Mann nicht umgehen, wie Kinder mit dem Gelde.“ O ſchwachgemüthliches, frömmelndes Zeitalter! die Wiſſenſchaft iſt eine heilige Sache. Sie ſtehe hoch über aller Perſonalität. Bedenkt doch ihr Meiſter, was ihr den Jüngern ſchuldig ſeid. Die Zahl der Irren und Irrgeführten iſt ohnehin groß genug. „Eifern iſt gut, wenn's immerdar geſchieht um das Gute“ ſagt der Apoſtel Paulus.

Ja man muß auch die Schwachheiten großer Männer rügen, wenn sie nachtheilig auf andere wirken können; es geschehe mit Würde und mit Anerkennung ihrer sonstigen Verdienste.

„Die Schwachheiten großer Männer bekannt zu machen, ist eine Art von Pflicht, man richtet damit Tausende auf, ohne jenen zu schaden.“

Lichtenberg.

Wenn wir in aller Einfalt und Nüchternheit des Geistes und Gemüthes die Geschichte der Arzneiwissenschaft durchgehen; so sehen wir freilich mit großem Schmerzgefühle, wie sie zu allen Zeiten der Hippokratischen Doctrin mitgespielt haben, und noch mitspielen, aber zu großer Beruhigung des Geistes und Gemüths ruft uns jedesmal eben diese Geschichte (aus ihrem Studium erhebt sich für die Philosophie die wahre Grundveste) zu: „der Stein, den die Bauleute verworfen haben, der ist zum Eckstein geworden.“

Ihr schreitet hinaus über Natur und Leben;
Und haltet euch gern an euren Idealen.
Das ging' schon an, wär't ihr selbst Ideal!
Dann entsprächen eure Ideale auch der Natur.
Wir ehren, wie billig, den strebenden Flug.
Doch bei demselben, das rathen wir fein,
Laßt die Vernunft doch ja nicht zu Haus!

So werden wir bald gedeihliche Frucht des Ebenmaß's seh'n.
Denn zur Erkenntniß führet die Nüchternheit,
Und nur durch Klarheit zeigt sich die Wahrheit.
„Wird gleich das Beste nicht deutlich durch Worte."

Göthe.

Herder sagt: „je langsamer wir mit Hypothesen für's Ganze zu Werke gehen, desto fester wird das Gebäude." Das sollten sich die Aerzte sein zu Herzen nehmen; und das um so mehr, weil doch so ganz ohne Hypothese kein Sterblicher davon kommt; ging doch selbst der ehrliche Urvater nicht frei aus. Man hegt und herzt eben seine eigenen Kinder gar zu gern.

Montaigne sagt: „Ein Concilium von Köpfen zeige oft weniger Kopf, als einer davon." Dieser Satz braucht keinen Commentar. —

Wem es ernstlich darum zu thun ist, zu gedeihen, der überlasse ja Wortgezänk und Wortgepräng Wortgelehrten.

Hat man sich einmal in Strudel gewagt, muß man ein guter Schwimmer sein, soll man nicht hinuntergezogen werden. Kommt man auch mit dem Leben davon, so büßt man doch an Zeit und Kraft ein.

Nur wo Geistesbildung mit der Veredelung des Gemüths gleichen Schritt gehalten, ist wahre Humanität zu Haus.

Es ist ein Unheil bringender Gedanke, von der Menschheit die Standheit — man erlaube den Ausdruck — zu trennen. Es ist das Schlimmste, daß es die Ständler so gern selbst thun.

Das Höchste kann nicht ausgesprochen werden. Für das Licht und die Wärme giebt es kein Gefäß. —

Alle Kunst hat ihre Regeln; ein Raphael kann wie ein anderer correcter Zeichner einen Schüler lehren, wie er einen Kopf zeichnen soll. — Aber wie ein Christuskopf unter seiner Hand werden soll, das kann er ihn nicht lehren.

Nur ein Theil der Kunst kann gelehrt werden; ist der Schüler gut, so wird ihm auch der andere zu Theil werden.

Das sind schlechte Aerzte, Juristen, Theologen u. s. w., deren Köpfe wie die Fächer in einer Registratur beschaffen sind.

Es ist mit der Kunst wie mit der Religion; was ihr in der Kirche seid, müßt ihr auch außer ihr sein. —

Mit der Hypothese muß es der Arzt gerade wie mit dem geliebten Weibe halten; er darf sie lieb haben, aber sie darf ihn im praktischen Wirken nicht hemmen, nicht stören, nicht irre machen.

Eben so wenig des Malers Kunst in den Farbentöpfen, ohne welche er freilich nicht malen könnte, steckt; eben so wenig steckt die Heilkunst im Receptenkasten. Wie viele Tüncher, wie wenig Maler! Sat sapienti.

Wenn es still ist, stimmt die Nachtigall ihr Lied an.

Die Sperlinge schreien, sobald es in der Stadt laut wird.

Wenn der Müller Wasser hat, muß er aufschütten.

Und der Bäcker macht Brod daraus.

Wann's schellt, ist die Mühle leer.

Papier ist aus Lumpen verfertigt, aber Papier soll kein Lumpen sein.

Gelehrt kann man und soll man durch andere werden, weis' nur durch sich.

Das Erwerben ist eine viel leichtere Sache, als den Erwerb zu sichern, und zweckmäßig zu gebrauchen wissen.

Legt die Zeichen ab, und seid selbst das Zeichen.

Die Sonne leuchtet und wirket. Edler Mensch sei sie dir ein Vorbild. Denke hell und fühle warm.

Der Mensch muß was sein, es ist nicht genug, daß er was weiß.

Wenn das äußere Leben schön zu Tage kommen soll, muß das innere lauter und schön sein.

Böhmisches Glas wird durch die Abschleifung eben nicht zum Diamant.

Aber gutes Eisen muß man auch nicht rostig werden lassen.

Edle Metalle laufen an, aber ihre innere Natur ändern sie nicht.

Schlechte Farben können das Licht nicht vertragen.

Es ist nicht genug, daß das Herz gut sei, es muß auch fest sein.

Es ist gar ein edler Zug des Menschen, wenn er zu zartfühlend ist, um fein sein zu können.

Das beste Gold
Ist schlechter Sold!

Nicht alles Gedachte ist klar.
Das gedachte Geschehene ist wahr. —

Die Schule bringt Zwiespalt.
Die Natur ist Einfalt. —

Nur der Stern
Weckt den Kern. —

Balsam findet des Herzens Klage
In des Geistes Sprache. —

Wenn sie immer dächten wie sie schrieben;
Es wär' des Schreibens viel unterblieben.

Sie lassen das Thun bleiben,
Aber sie thun viel schreiben.

Hell gedacht, warm empfunden. Dieß sind die Pole des großartigen Menschen. —

Quidquid praecipies, esse brevis: ut cito dicta
Percipiant animi dociles, teneantque fideles.
Omne supervacuum pleno de pectore manat.

Horat.

Fünftes Buch der Aphorismen des Hippokrates.

In hoc sumus sapientes, quod naturam optimam ducem, tamquam Deum sequimur eique paremus. —

Cicero in seinem Cato.

1.

Convulsionen, die auf den Gebrauch der Nießwurz entstehen, sind tödtlich.

Es ist bis auf die heutige Stunde nicht mit Zuverlässigkeit ausgemacht, welcher Arten von Elleboros die Alten sich bedienten; soviel ist doch sicher, daß sie von zwei Arten von Elleboros, dem weißen und dem schwarzen, Gebrauch machten. Heißt es schlechtweg Elleboros, so verstanden die Alten den weißen.

In

In den Schriften des Hippokrates ist der Elleboros nicht beschrieben, und man muß sich in dieser Beziehung einzig an die Schriften des Theophrastus und des Dioskorides halten. Wenn man die Beschreibungen von Theophrastus und Dioskorides vergleicht, so ist zwar Widerspruch nicht zu verkennen. Es dürfte aber doch das Veratrum album L. die Pflanze sein, deren sich die Alten so häufig bedienten. Wer die Sache critisch untersuchen will, mag vor allen Sprengels Naturgeschichte der Gewächse des Theophrastus 2. Theil Seite 366. Schulze Dissert. de Elloboris veterum Halae 1717. Hahnemann de Helloborismo veterum Lips. 1812. und Lorry melancholia et morbis melanchol. Lpz. T. 2. die Uebersetzung von Ch. A. Wichmann Frkf. a. M. 1769. nachschlagen.

Der Elloboros wurde zu den Zeiten des Hippokrates und nach ihm von allen spätern Aerzten der alten Welt sehr häufig als Purgirmittel angewendet. Man bediente sich desselben zur Ausleerung der Saburra und atrabilarischer Stoffe; ein Hauptmittel war diese Pflanze in der Melancholie und Manie, de victus ratione Edit. A. Foes. S. 352. et de morbis L. 2. S. 486.

Daß nun Convulsionen, die auf den Gebrauch eines solchen heftigen Mittes folgen, gar bedenklich und gefahrdrohend sind, ist wohl sehr einleuchtend. Daß wir es aber in der Behandlung der Vergifteten weiter als die Alten gebracht haben, ist wohl keinem Zweifel unterworfen.

Das Antitodum, dessen sich Hippokrates gegen den Elloboros bediente, war eine Pflanze, die er Sesamoides nennt. Er gab sie mit Sauerhonig, bis sie Erbrechen erregte, de victus ratione in acutis Edit. Foes. S. 406. —

Die Pflanze ist wahrscheinlich Isopyrum thalictroides des berühmten Clusii Ranunculus thalictri folio, pann 379. praecox II. hist. 1. pag. 232 *). —

2.

Wenn sich zu einer Wunde Convulsionen gesellen, so ist's tödtlich.

Diese Beobachtung hat ihre volle Richtigkeit. Jeder weiß, wie gefährlich Convulsionen und Starrkrämpfe bei Verwundungen sind; kann man auch nicht in Abrede stellen, daß es die heutige Kunst in Behandlung fraglicher Fälle weiter gebracht hat. — Die ausführliche Behandlung der-

*) Man siehe darüber Sprengels Geschichte der Botanik, erster Band S. 149.

selben gehört nicht hierher. Der Arzt fasse nur das Stadium der Inflammatio peracuta und das der Inflammatio subacuta, die hier in das nervöse Stadium so leicht übergeht, sehr scharf auf.

Die Behandlung wird in den meisten Fällen gemischt sein dürfen. Dem Aderlasse und der örtlichen Blutentziehung wird der innerliche Gebrauch des Opiums mit Mercurius dulcis alsbald folgen müssen. Die Anwendung der kalten und warmen Bäder wird aber die schwerste Aufgabe für das Kunsttalent sein. Erheischte auch das erste Stadium die Anwendung des kalten Wassers, so wird doch die Anwendung der lauwarmen Bäder die Cur beschließen müssen.

3.

Wenn sich nach einer starken Verblutung Convulsionen oder auch Schluchzen einstellen, so ist's bös.

Dieser Satz reiht sich unmittelbar an den vorhergehenden an.

Namentlich ist dieses bei innern Verblutungen der Fall. Das Schluchzen entsteht durch krampfhaftes Zusammenziehen des Zwerchfells. Die convulsivische Zusammenziehung der Muskeln nach starken Verblutungen ist fast immer der letzte Akt der Tragödie.

Mit der physiologischen Erklärung will ich mich hier nicht befassen, ich bin nicht gesonnen, Hypothesen aller Art nachzusprechen. Die Erfahrung zeigt, daß Krämpfe von den verschiedenartigsten Einflüssen entstehen, von Reitzen und Entziehung der Reitze. Mich hat noch keine Erklärungsart befriedigt. Wenn ich zum Beispiel Sätze, wie den folgenden, in übrigens guten Büchern lese, „Aus der innigsten Verschmelzung der Sensibilität und Irritabilität im Muskel, werden sowohl das Wesen als die Erscheinungen des Krampfes völlig erklärlich.“ so fällt mir immer Göthe ein:

„Doch ein Begriff muß bei dem Worte sein.
Schon gut! Nur muß man sich nicht all zu ängstlich quälen;
Denn eben wo Begriffe fehlen,
Da stellt ein Wort zu rechter Zeit sich ein.“

Bei starken Verblutungen aus der Gebärmutter sind diese Zuckungen fast immer Vorboten des nahen Todes. Dagegen ist es ein gutes Zeichen, wenn die Entbundene ein starker Fieberfrost befällt, worauf alsbald die Verblutung nachläßt. Dieses ist eine Beobachtung, die ich dem seligen Weidmann, einem ungemein treuen Beobachter der Natur und einem großen Arzte, nachbeobachtet habe. Bei starken Verblutungen der Gebärmutter sind unstreitig die Zimmttinctur, das Hallersche Sauer, und wenn die Irritabilität im Gefäßsysteme zu erlöschen droht, in Verbindung mit ihnen die Thebaische Tinctur in oft wiederholten Gaben zu 10 — 15 Tropfen etwa alle viertel Stunden, die herrlichsten Mittel. Sobald der Puls sich hebt, hört man mit dem Gebrauche des Opiums auf. —

4.

Convulsionen und Schluchzen, die sich auf den unmäßigen Gebrauch' starker Abführungsmittel einstellen, sind böse.

Man vergleiche damit Aph. 1. Man bediente sich zu Hippokrates Zeit fast immer des Elloboros, um abzuführen. Dieser Satz ist gewissermaßen eine modificirte Wiederholung des ersten.

5.

Wenn ein Berauschter plötzlich verstummt, so stirbt er unter Convulsionen; es sei denn, daß ihn ein Fieber befiele', oder daß er, wenn er die

Zeit erlebt, wo sich der Rausch legt, die Sprachfähigkeit wieder erhielte.

Aufrichtig gesagt: ich bin nicht gemeint, diesen Aphorismus für Hippokratisch zu halten. Er steht hier ganz fremdartig, er trägt gar nicht das Gepräge, als wäre er nach der Natur beobachtet. Der Fall ist zu selten, daß ein Berauschter vollkommen apoplektisch, und demnach mit vorhergegangenem Verluste der Sprache stirbt, als daß sich Hippokrates hätte bewogen fühlen dürfen, einen solchen Thatbestand als Lehrsatz aufzustellen. Ich fühle mich daher auch nicht, wie es Einigen gefiel, zu breitem Commentar aufgefordert.

6.

Die vom Tetanus Ergriffenen sterben innerhalb vier Tagen; überstehen sie diese, so genesen sie.

Eine recht gute Beobachtung, die noch im Ganzen ihre Richtigkeit hat, nur mit der die Sache modifizirenden Bemerkung, daß die heutige Kunst in der Heilung des Tetanus mehr denn einen Schritt weiter, als die ältere ist.

7.

Die vor den Jahren der Mannbarkeit ausgebrochene Fallsucht erleidet eine Umwandelung. Dagegen wird der Tod derer, die nach dem fünf und zwanzigsten Jahre von ihr befallen werden, meistens durch sie bedingt.

Ein Erfahrungssatz, der den Beobachtungen aller guten Beobachter entspricht.

Die Fallsucht vor den Jahren der Mannbarkeit wird sehr häufig durch Wurmreitz, durch Versessenheiten in den ersten Wegen, und durch Verstimmungen des Solarsystems, welche freilich sehr verschiedener Natur sein können, und in die Periode der Entwickelungen, erwachender Functionen des Organismus fallen, bedingt. Man nennt diese Epilepsie zum Unterschied der habituellen symptomatisch, und dieses sach- und sprachrichtig.

Bei Behandlung der Fallsucht müssen wir recht sorgfältig die entferntern Ursachen, die Momente, in denen, und die Umstände, unter denen sie sich zeigte, im Auge haben, um einigermaßen dem Kunsttalente einen Leitfaden zu geben. — Man vergleiche Aph. 45. des 2. B. Auch erinnern wir an die Empfehlung der Artemisia vulgaris Hufel. J. April H. 1824. S. 78. December H.

S. 20. und was wir daselbst weiterhin mittheilten.

8.

Wenn sich die vom Seitenstiche Ergriffenen nicht innerhalb vierzehn Tagen durch Auswurf reinigen, so geht die Krankheit in ein Geschwür über.

Der trockene Husten, der nicht feucht, nicht locker werden will, ist im Seitenstiche immer ein bedenkliches Zeichen; wird keine eiterartige Flüssigkeit, die nicht selten mit dünnen Blutstreifen durchzogen ist, ausgeworfen, so ist das immer ein Zeichen einer nicht vollkommenen Crise. Die Spata cocta sind immer das Zeichen einer Crisis perfecta der Pleuritis. Sehr richtig sagt van Swieten in seinen Commentariis in Herrmanni Boerhaave Aphorismos etc. §. 888. „Debet sputum esse liberale, satis magna copia excretum et facile: Semper enim fere pertussim de superficie interna tracheae aliquid mucosi abraditur, verum hoc non minuit morbi causam. Illam autem minui novimus, si cum sputo prodeunte minuantur dolor et reliqua symptomata, adeoque manifestum levamen percipiant aegri. Unde

Hippokrates (in prognostic sentent: 51. Charter: Tom. VIII. p. 645) generalem hanc regulam posuit omnia sputa mala esse, quae dolorem non sedant, omnium vero optima esse illa, quae dolorem sedant." Weiter unten lesen wir daselbst: „Ideo Hippocrates maxime salutares illas pleuritides affirmavit, in quibus flava cum pauco sanguine sputa prodirent, quas ideo biliosas simul et sanguineas pleuritides vocavit, et ut plurimum nono vel undecimo die judicari dixit."

Es ist eine ausgemachte Erfahrung, daß wenn der Auswurf bei der Pleuritis nicht diese fragliche kritische Eigenschaften an sich hat, die Entzündung gern in Eiterung übergeht. Nicht selten bildet sich eine Vomica, wovon man den glücklichen Ausgang wirklich dem Zufalle zuschreiben kann. Freilich wird er leichter bei guter Architectur und vieler Thatkraft des Organismus erfolgen.

9.

Die Schwindsucht entsteht meistens im Alter von achtzehn bis zu fünf und dreißig Jahren.

Es ergiebt sich aus dem Zusammenhange dieser beiden Aphorismen, daß die Lungenschwind-

sucht gemeint ist. Es ist dieses auch die einstimmige Beobachtung aller Aerzte. Wir wollen dieses nicht mit dem Bekannten aus der allgemeinen Pathologie und der Physiologie begleiten. Es ist ekelhaft, Dinge, die Jeder wissen muß, in Schriften der Art wiederholt zu lesen. Die scholastische Breite ist freilich nicht selten, und ein kleiner Büchervorrath leistet hinlänglich Stoff dazu.

10.

Wenn die Kranken von der Angina befreit werden, und das Uebel sich auf die Lunge wirft, so sterben sie innerhalb sieben Tagen; überleben sie dieselbe, so bekommen sie ein Eitergeschwür.

Jede Metastase einer Angina ist ein mißliches Ereigniß, jede Versetzung auf die Lungen ist an und für sich gefährlich. Die Angina tritt in der Regel als eine subacute Entzündung auf, seltener ist sie peracut, sie neigt sich mehr als alle andere topische Entzündungen zu der erysipelatosen hin, sie wird sehr leicht nervös entzündlich. Metastasen der Art nach den Lungen sind sehr gefährlich, sie gehen gern in Gangräne oder Vereiterung über. Es gehört dann eine sehr zeitige Hülfe, und zwar eine sehr wohl veranstaltete dazu, sie vollkommen zu zertheilen. Ich kann mir

nicht versagen, diese Stelle noch mit van Swieten *) zu commentiren:

Omnium autem frequentissime in his anginae speciebus observatur illa metastasis, per quam morbus in pulmonem vertitur, uti optime Hippokrates **) dicens: „At si faucibus et tumoribus sedatis in pulmonem morbus versus fuerit, confestim febris et lateris dolor insuper corripit, et ubi hoc contigerit, plerumque moritur. Quod si dies quinque effugerit, purulentus evadit, nisi ipsum tussis ilico corripuerit. Si vero corripuerit, exscreato et repurgato sputo convalescit.“ Huc etiam spectat et sequens aphorismus, nämlich der so eben angeführte, si nempe per sputa non educatur translata in pectus morbi materies; uti alio in loco eandem prognosin tradens Hippokrates monuit (Coacar. Praenot. N. 367. Charter. Tom. VIII. p. 872). Inde etiam intelligitur, quare alibi (ibid. N. 371.) dixerit: „In Anginis, qui non brevi concocto exspuunt, perniciose habent.“ Verissima esse haec axiomata practica vidi saepius, dum subito evanescente dolore faucium

---

*) Am angef. O. 2. Theil S. 679.

**) de Morbis Lib. II. C. 9.

sterlor in pectore oriebatur, comitante quandoque dolore punctorio lateris respirationem impediente, quandoque non. Plurimi perierunt ex illis, quos tractavi, tertio, quarto, vel quinto die, licet adhibitis subito efficacissimis remediis; pauci admodum evaserunt, et non nisi cum multa molestia."

Nach unserer Erfahrung ist diese Metastase eben nicht häufig; wir sagen nach unserer; finden aber dieses auch durch andere bestätigt. Das souverainste Mittel wird in solchen Fällen sein, eine äußere eiternde Entzündung sogleich zu veranstalten. Gewiß wäre hier das Glüheisen anzuwenden; will dieses der Kranke nicht zugeben, so lege man mit caustischem Salmiakgeiste getränkte Leinwand, oder eine Salbe aus gleichen Theilen Lichttalg und flüchtigem caustischem Ammonium auf.

11.

Wird der Auswurf der Schwindsüchtigen auf Kohlen gegossen, und stinkt er heftig, und fallen ihnen die Kopfhaare aus, so ist dieses ein Zeichen der Tödlichkeit.

Aufrichtig gesagt, wir können diesen Aphorismus aus eigener Erfahrung nicht commentiren.

Daß es ein schlimmes Zeichen ist, wenn der Auswurf stark stinkt, ist allen Aerzten eben so bekannt, als daß die scorbutische Lungensucht alsbald zum Tode führt. Wiewohl doch auch Kranke von einer Vomica, wo auch der Auswurf stark stinkt, gründlich geheilt werden; und überhaupt der stinkende Auswurf nicht immer ein Zeichen gewissen Todes ist. —

Hier wollen wir nicht unterlassen, aus Heurnius Commentarien zu den Hippokratischen Aphorismen eine Stelle anzuführen:

„Vidi quandam nobilem matronam, quae purulenta diu expuebat evaseratque in summam maciem: tandem tam foetida exhalabat ore, ut filias etiam adstantes tabifica vi contaminaret. Jussi ut hae ore perpetuo parum theriacae continerent, illa obiit. Altera puella nobilis a Principe ad me missa fuerat; ut quod tussiculosa esset, explorarem quid mali haberet. Haec primis nubilibus in annis vitam agebat. Sputa mihi ostendere nolebat: ancillae jussi, ut clam hera quae noctu excreverat, ad me referret factum, summum foetorem carbonibus injecta spirabant: Retuli ad principem actum esse de hujus vita, etiamsi nondum aegrotare videretur. Post paucos menses tabida obiit, reluctantibus etiam doctissimis nostrae patriae medicis. — Herr Rauche in Paris theilt mit, daß es sich aus seinen Versuchen ergebe, daß der Auswurf bei der wahren Lungensucht sehr alkalinisch, der Schleimauswurf aber saurer Natur sei. Es mag wohl das Ammoniak im ersten Falle hervorstechen. Freiherr von Wedekind theilte diese Beobachtung schon 1791 in seinen schon erwähnten Aufsätzen über verschiedene wichtige Gegenstände der Arzneiwissenschaft mit. So sagt unser Hufeland: „Die heilbarste der Lungensuchten ist die Schleimlungensucht, wenn sie in einem gar nicht oder wenig disponirten Körper entsteht, und der Auswurf noch nicht salzigen Geschmackes ist." Journ. 1810. Januar S. 18. Höchst interessant ist der 33. Aphorismus des 6. B. Qui acidum eructant: non valde morbo laterali corripiuntur. Der starke Gestank mag also wohl von dem überwiegenden Ammoniak der Auswürfe herrühren.

12.

Wenn den Lungensüchtigen die Haare ausfallen, und sich Durchfall einstellt, so sterben sie.

Daß das Haarausfallen in hectischen Fiebern ein Zeichen von übler Vorbedeutung ist, ist physiologisch einleuchtend. Doch sterben auch viele Lungensüchtige ohne Verlust der Haare. Der Durchfall gesellt sich fast immer zu den letzten Acten dieser traurigen Krankheit. Sehr interessant ist, was Bagliv sagt: „Observavi frequentissime et etiam ab aliis audivi, quod in non nullis morbis praesertim chronicis ut phthisi etc. vel etiam aliis passim morbis, aegroti paulo ante mortem corripiuntur stimmulo faeces ejiciendi, et multi in ipso actu ejiciendarum faecum moriuntur. Hoc dignum est, ut fusius consideretur. Oper. omn. Lugduni 1704. pag. 108. Diese fragliche Erscheinung beobachtet man sehr häufig bei langwierigen Herzfehlern.

13.

Speit man schäumichtes Blut aus, so kommt dasselbe aus den Lungen.

Das Blutspeien ist überhaupt immer ein bedenkliches Ereigniß. Je schaumichter und hellrother das ausgeworfene Blut ist, um so mehr zeigt es auf Verletzung der Zellen, welche die Endpunkte der Verzweigungen der Trachea bilden, wo das Zusammentreffen der Enden der arteriellen und venosen Gefäße der Lungen statt findet, wodurch die Schwängerung des Blutes mit dem Oxygengas vermittelt wird. Solche Verletzungen eines nie ruhenden Systems heilen nicht leicht; und die Eiterung und Entzündung wird durch den unmittelbaren Contact der Lebensluft immer angefacht. Kommt das Blut aus den anfangenden Lungenarterien, so ist es dunkel; denn im Anfange führen sie venoses, und erst bei ihren weiteren und feineren Verästellungen arterielles Blut. Denn die Lungenvenen, die auch vom gewöhnlichen Bau der Venen abweichen, und denen die Klappenbildung gebricht, und dem Bau der Arterien sehr ähnlich sind, führen arterielles, nämlich mit Oxygengas geschwängertes Blut *). Fragliche Verletzung ist der Erfahrung gemäß weniger bedenklich — was auch physiologisch einleuchtend ist. Soviel ist richtig, daß bedeutendes Blutspeien gewöhnlich in eiterrichte Lungensucht übergeht. Schon Ovid sagt Epistolae ex Ponto Lib. I. epist. 3:

Non est in medico semper relevetur ut aeger
Interdum docta plus valet arte malum.

*) Wiewohl auch das Stickstoffgas nicht unthätig dabei sein dürfte. Wir kennen eben diesen feinen Zerlegungsakt dieser beiden Gasarten, ihren Bestandtheilen und der latenten Wärme nach, wie er wohl bei diesem organischen Prozeß vorgehen mag, noch nicht.

Cernis, ut e molli sanguis pulmone remissus,
Ad Stygias certo limite ducat aquas.

14.

Ein zur Schwindsucht hinzukommender Durchfall ist tödtlich.

Eine so allgemein anerkannte Erfahrung wollen wir nicht commentiren. Zu allen anhaltenden Leiden der Lungen gesellt sich Contractilitätsschwäche des ganzen Darmkanals. Im Anfange wechselt dieser Zustand immer mit Verstopfung und Durchfall, und endigt mit gänzlicher Paralysis und Durchfall. Man vergleiche den 12. Aph.

15.

Wenn die, bei denen die Pleuritis in ein Lungengeschwür übergegangen ist, sich innerhalb vierzig Tagen von dem Tage, wo das Geschwür aufging, an gerechnet, durch Expectoration reinigen, so werden sie geheilt, außerdem bildet sich die Schwindsucht aus.'

Ich bezweifle sehr, ob das streng nach dem Tage genommen werden dürfte. Ich muß gestehen, daß ich so etwas nachzubeobachten noch nicht im Stande war. Ob eine solche Expectoration günstig ausgehen dürfte, muß aus dem Zusammenhange aller Symptome hervorgehen. Fühlt sich der Kranke erleichtert, nehmen die Schweiße ab, wird der Puls wellenförmiger, weicher, nach und nach regelmäßig, das Athemholen freier, nehmen die Kräfte zu, ist der Schlaf gut, vermindern sich die Abendexacerbationen immer mehr u. s. w., so ist eine gute Prognose zu stellen. Uebrigens wird ein zu lang dauernder Auswurf immer ein höchst verdächtiges Symptom seyn.

16.

Die Wärme bringt denen, die sich ihrer zu häufig bedienen, folgenden Nachtheil: Sie erschlafft das Fleisch, schwächt die Nerven, stumpft den Geist ab, disponirt zu Blutflüssen und Ohnmachten, auf welche Zufälle endlich der Tod folgt.

Es ist wohl keinem Zweifel unterworfen, daß auf den übermäßigen Gebrauch der Wärme gern diese Zufälle erfolgen. Wir dürfen uns hier nicht mit weitläufigen Erklärungen, die in das Gebiet der Arzneimittellehre gehören, befassen. Es sind das auch bekannte Gegenstände.

17.

Im Gegensatze aber bewirkt Kälte Convulsionen, Starrkrämpfe, Absterbung der Theile, und febrilischen Starrfrost.

Hippokrates meint hier im Gegensatze den übermäßigen Gebrauch der Kälte. Wir verweisen hier auf unsere Abhandlung über die äußerliche Anwendung des kalten Wassers zur Mäßigung des Fiebers, und über die Anwendung desselben als Arzneimittel überhaupt. Worin wir nur erwiesene Thatsachen mit zureichenden Erläuterungen und sorgfältiger Bezeichnung der Cautelen, die diese Curmethode erheischt, wie wir uns schmeicheln, aufgestellt haben.

18.

Die Kälte wirkt auf Knochen, Zähne, Nerven, das Gehirn und das Rückenmark nachtheilig, die Wärme hingegen wohlthätig.

Man sieht diesem Aphorismus an, daß Hippokrates hier nur die allgemein hervorstechende Wirkung im Auge hat.

19.

Was erkältet ist, muß man erwärmen, wenn nur durch die Theile kein Blutfluß statt hat, oder sie keiner bedroht.

Dieser Lehrsatz reiht sich an den von Hippokrates schon früher aufgestellten allgemeinen therapeutischen Satz: Contraria contrariis curanda, an. Ein Axioma, das im Grunde seine volle Richtigkeit hat. Wir haben darüber schon im ersten Buche weitläufiger gesprochen. Alle ächte Heilkünstler verstehen diesen Satz, und wissen ihn seiner Bedeutung nach gehörig zu würdigen. Mit Widerlegung von Wortklauberei wollen wir hier Lesern, wie wir sie wünschen, nicht beschwerlich fallen. Wir haltens nicht mit denen, von denen wir mit Göthe sagen müssen:

Sitzt ihr nur immer! leimt zusammen,
Braut im Ragout von anderer Schmaus,
Und blas't die kümmerlichen Flammen
Aus euren Aschenhäufchen 'raus. —

20.

Die Kälte erregt in den Geschwüren beißende Schmerzen, sie verhärtet das Hautgebilde, sie erregt ungeheuern Schmerz, macht schwarzblau, veranlaßt febrilischen Starrfrost, Convulsionen und Starrkrämpfe.

Die neuern Erfahrungen müssen hier als Bestätigungen sowohl, wie auch als Berichtigungen verglichen werden. Ueberflüssige Wiederholungen einer jetzt so vielfältig beleuchteten Lehre aus dem Gebiete der Arzneimittellehre wollen wir hier dem Leser nicht auftischen. Die Erfahrung drang aber dem Hippokrates auch den folgenden Aphorismus auf, woraus hervorgeht, daß ihm die wohlthätige Wirkung der Kälte nicht fremd war.

21.

Inzwischen bringt doch auch jezuweilen das Begießen mit kaltem Wasser beim Tetanus ohne Geschwür in einem jugendlichen kräftigen Körper zumal im Sommer die natürliche Wärme zurück. Und dieses ist es, was jene Zufälle heilt.

22.

Das die Eiterung fördernde Bähen ist bei jeder Wunde, mit Ausnahme der frischen, wohl das sicherste und zuverläßigste Mittel. Es erweicht und verdünnt das Hautgebilde, stillt den Schmerz, lindert den Starrfrost, die Convulsionen und die Starrkrämpfe; hebt die Schwere des Hauptes: am meisten sagt es Knochenbrüchen zu, und vorzüglich bei entblößten Knochen, und vorab den Knochenbrüchen des Hirnschädels, die mit Geschwüren verbunden sind. Eben so ist den Theilen, welche durch Kälte abgestorben sind, oder schwären, ferner fressenden Flechten, dem After, den Schamtheilen der Mutter, und der Blase das warme Wasser angenehm und heilsam, dagegen das kalte zuwider und schädlich.

Hippokrates war ein Freund von der Anwendung der Wärme. Wie wohlthätig warme Bähungen bei schmerzhaften Geschwüren und Wunden, bei heftigen Schmerzen, bei Krämpfen, bei solchen Leiden der Mutter, der Blase, des Afters u. s. w. wirken, ist eine zu bekannte und anerkannte Sache, als daß wir uns lange dabei aufhalten dürften. Es ist eben so bekannt, daß Wärme die Eiterung begünstigt, daß sie die Callus-Erzeugung fördert, und überhaupt die Sensibilität gleichförmig vertheilt. Die Wundarzneikunst zeigt uns aber der Fälle mehrere, wo sie nicht angezeigt ist, z. B. bei frischen Beinbrüchen, bei zu großer Entzündung, zu starker Eiterung, bei Contusionen, bei zu starker Callus-Erzeugung u. s. w. Es müssen also wie überall hier

Alter, Constitution, Lebenskraft u. s. w. in Erwägung gezogen werden. Wir verweisen hier, so wie auch bei den nächstfolgenden Aphorismen auf unsere Schrift über die Anwendung des kalten Wassers.

23.

Man bediene sich des kalten Wassers bei wirklichen oder bei bevorstehenden Verblutungen, allein nicht auf der blutenden Stelle selbst, sondern im Umfange derselben, von wo es herkommt; ferner brauche man es bei Entzündungen und Erhitzungen, welche roth, oder wie mit frischem Blute unterlaufen aussehen; alte pflegen davon eine schwarze Farbe zu erhalten. Dem nicht geschwürigen Rothlaufe nützt es auch, dagegen dem geschwürigen schadet's.

24.

Die kalten Dinge, als Schnee und Eis, sind der Brust schädlich, sie erregen Husten, Blutungen und Catharre.

25.

Geschwülste und Schmerzen in den Gelenken ohne Geschwüre, desgleichen podagraische Anfälle und Krämpfe werden durch reichliches Begießen mit kaltem Wasser gelindert, vermindert, und vom Schmerze befreit. Denn ein mäßiger Torpor hebt den Schmerz.

Ich kann nicht bergen, daß diesen letzten Aphorismen, etwa vom zweiundzwanzigsten an, die Hippokratische Präzision und Unbefangenheit gebricht, es ist nicht der Geist der schlichten Natur-Contemplation, aus dem der größere Theil der Hippokratischen Lehrsätze hervorgegangen ist. Es weht in ihnen eine gewisse Erklärungssucht. Es spukt darinnen das System von Empedokles. Das therapeutische Verfahren ist etwas aufs Gerathewohl entworfen. Vor der unbedingten Anwendung des 25. Aphorismus wollen wir mit allem Ernste junge Aerzte gewarnt haben *). Uns ist

*) In Rust's Magazin für die gesammte Heilkunde 14. B. 1. H. S. 101. ist die Heilung eines Rheumatismus und einer Gicht mit kaltem Wasser angeführt. Die Gicht wanderte an mehrern Stellen des Körpers, überall wurde sie mit kaltem Wasser vertrieben, bis sie endlich nach acht Tagen wegblieb. Fürwahr die Cur ist gelungen, denn der Kranke ist nicht gestorben! Der Leibarzt des Fürsten Primas von Dahlberg, Dr. Schellhorn, wurde vor mehreren Jahren zwei Tage nach dem Auflegen von Eis auf seinen podagrischen Fus wahnsinnig und starb.

ist es immer, als hätte Hippokrates sie zum Theil nicht geschrieben, oder es sei vielleicht später daran gemodelt worden.

26.

Das Wasser, das am schnellsten heiß und am schnellsten wieder kalt wird, ist am leichtesten. —

Um die Richtigkeit dieses Satzes zu versuchen, wurden folgende Experimente angestellt —

Ausgekochtes, destillirtes Wasser, drei Unzen von + 16° Reaum. wurden in einer Platinschale über der Weingeistlampe erhitzt, die Temperatur war:

in der 1 Zeitminute + 30° Reaumur.
— — 2 — = 40 —
— — 3 — = 53 —
— — 4 — = 65 —
— — 5 — = 73 —
— — $5\frac{7}{8}$ — = 80 —

Die gleiche Menge Aq. font. von derselben Temperatur wurde unter denselben Umständen eben so behandelt und zeigte

in der 1 Zeitminute + 26° Reaumur.
— — 2 — = 37 —
— — 3 — = 51 —
— — 4 — = 63 —
— — 5 — = 69 —

in der 6 Zeitminnte	+	79°	Reaumür.
— — 6¼	—	= 80	—

Beim Erkalten hatten folgende Abkühlungs-stufen statt destillirtes Wasser auf 80° R. erhitzt:

Zeigte nach der	1	Zeitminute	76°	Reaumur.
	2	—	71	—
	3	—	65	—
	4	—	58	—
	5	—	55	—
	6	—	51	—
	14	—	37	—
	30	—	27	—
	45	—	20	—

Brunnenwasser

in der	1	Zeitminute	72°	Reaumur.
— —	2	—	62	—
— —	3	—	58	—
— —	4	—	53⅞	—
— —	5	—	51	—
— —	6	—	48½	—
— —	7	—	45	—
— —	15	—	32	—
— —	20	—	28½	—
— —	30	—	23	—
— —	49	—	18	—
— —	64	—	16	—

Die specifischen Gewichte waren beim destillirten Wasser 1000, und beim Brunnenwasser 1,000,75. —

Aus diesen Versuchen geht hervor, daß das destillirte Wasser als das leichtere sich schneller erwärmt, aber im Widerspruche mit obigem Satze langsamer wie das schwerere Brunnenwasser erkaltet.

So wäre also nur zum Theil der aufgestellte Satz richtig, um dieses aber außer Zweifel zu setzen, müßten mit einer Menge verschiedener Wässer diese Versuche wiederholt werden.

Noch will ich besonders aufmerksam machen, wie langsam das Erkalten nach einigen Minuten vor sich geht, und wie leicht also zu Hippokrates Zeiten, wo das Gefühl der Termometer gewesen, eine Täuschung möglich war.

Ob dieser Aphorismus wirklich von Hippokrates herrührt, wollen wir dahingestellt sein lassen.

27.

Denen, die des Nachts Durst haben, bekommt es gut, wenn sie während des heftigen Durstes einschlafen.

Freilich eine Aufzeichnung eines etwas isolirt stehenden Symptoms. — Gegen die Nacht sind Exacerbationen am heftigsten, das ist der Zeitpunkt, wo der Kranke am meisten Durst fühlt. Schläft der Kranke auf die Exacerbation ein; und sein Durst verscheucht den Schlaf nicht, so ist dieses, wie natürlich, ein gutes Zeichen; es beweißt, daß der Fermentationsprozeß (des Fiebers), daß die Wallung durch den Schlaf gemildert wird, und daß sich die Natur zur Crise anschickt; ein Vorgang, der fast immer in die Nacht fällt, und im Schlafe vor sich geht. Wir haben über diesen Punkt schon im ersten Buche weitläufig gesprochen.

28.

Das Räuchern mit Gewürzen befördert die monatliche Reinigung: es wäre auch sonst manchmal nützlich, wenn es nicht den Kopf einnähme.

Abermals eine allzu rhapsodisch hingeworfene Beobachtung. Es kann dieses nur bei phlegmatischen torpiden Constitutionen ein Adjuvans zu der Radicalcur sein, die ja das Heben der Causa morbi zur Aufgabe hat.

29.

Es ist tödtlich, wenn eine Schwangere in eine hitzige Krankheit verfällt.

Diesen Satz widerlegt die Erfahrung. Ja es giebt Schwangere, die von solchen Krankheiten nicht nur vollkommen genesen, sondern auch das Kind austragen *). Beherzigungswerth ist aber die Erfahrung für den Arzt, daß im fraglichen Falle die Schwangere von drei Monaten gern einen Abortus, die von sieben Monaten aber eine Frühgeburt erleidet. Wiewohl es aber doch nicht selten für das Leben der Mutter unbeschadet abgeht. Ich könnte aus eigener Erfahrung mehr denn einen Fall anführen **). Im Grunde sagt Hippokrates dasselbe de morbis L. I.

---

*) Sehr richtig aber sagt der treffliche Baglio: „Puerperis febri continua correptis, si superveniat dyspnoea, sive difficilis respiratio, semper periculosa, nam magna ex perte mariuntur."

**) Es wäre wohl möglich, daß gerade darum Hippokrates in Behandlung der Schwangern nicht glücklich war, weil er den Aderlaß, wie der folgende Aphorismus zeigt, so sehr fürchtete. Amicus Plato magis amica veritas. —

30.

Eine Schwangere, die zur Ader läßt, abortirt, und vorab, wenn das Alter des Fötus schon vorangeschritten ist.

Abermals ein durch die Erfahrung sattsam widerlegter Satz. Ja es giebt gegen die Neigung zum Abortiren vielleicht kein wirksameres Mittel, als kleine Aderläße, zu der Zeit, wo dieses sich zu ereignen pflegt. Freilich muß immer der Grundcharakter des Uebels ausgemittelt werden. Wir verweisen hier junge Aerzte vorzüglich auf die Handbücher von Siebold, Carus und anderen, empfehlen ihnen aber ganz insbesondere den ersten Aufsatz in dem Supplementband zu den Beiträgen zur Arzneiwissenschaft von Lentin. Wir bemerken nur noch, daß man sich vor kleinen Aderläßen gerade nicht ängstlich, selbst bei schwächlichen Frauen, wenn sie auch keinen Blutvorrath haben, zu fürchten hat; — wo keine absolute Contraindicationen sind, nehme man sie immerhin vor, empfehle große Ruhe, leichte Nahrung, und spüre der entfernten und nächsten Ursach sorgfältig nach. Sehr schön sagt daher F. Hoffmann T. 3. p. 183. Quoniam in fine tertii mensis solenniter fere foeminae abortire

consuescunt, praesertim quae extra graviditatem menstruis temporibus copiose per plures dies expurgantur; ad praeoccupandum ejusmodi malum sanguinis missiones sunt utilissimae. Neque ab hac sententia alienus est Fernelius qui L. 2. meth. med. Cap. 12. scribit: Multae, nisi vena circa quartum mensem reseretur, abortiunt; sed tale remedium etiam circa initium tertii mensis, si abortuum prodromi adfuerint, locum obtinet comodissimum. Accedit, quod cum natione et prudentia, in gravidis, quae plerumque in statu plethorico versantur, administrata venae sectio etiam saniores et vividiores foetus reddat. Der geistreiche Kausch sagt in seinen Erfahrungen in Briefen herausgegeben 1798: „Was die 14 Heilmittel in diesem Falle betrifft, so kenne ich nur eines, welches mir besonders zur Tilgung jener Geneigtheit zu mehreren Mißfällen als Folge der früheren, ersprießliche Dienste gethan hat; und dieses besteht in wiederholten kleinen Aderlässen, welche ich alle fünf, sechs, sieben Wochen zu fünf, sechs, sieben Unzen nach dem Maße der Vollblütigkeit des Pulses, und besonders des Appetits vornehmen lassen.“ Man vergleiche Hufelands Journal, Augustheft 1821. S. 125 und Septemberh. 1824. S. 100.

Der junge Arzt übersehe nicht, daß der Herr Gemahl durch unzeitige Umarmung nicht selten sein Schärflein zu solchem schmerzlichen Ereigniß für die edle Mutter beiträgt.

31.

Ein Weib, das Blutspeien hat, verliert es, wenn sich die Menstruation wieder einstellt.

Daß das Blutspeien oft die Stelle der Menstruation vertritt, ist eben so bekannt, als dasselbe sich auch häufig wieder beim Eintritt derselben verliert. Es geht bei guter Architektur und Constitution der Respirationsorgane und des ganzen Gefäßsystems oft unbeschadet ab. Häufiges Wiederkehren einer solchen anomalen stellvertretenden Function ist aber immer eine höchst bedenkliche Sache. Man muß solchen Ereignissen immer die größte Aufmerksamkeit widmen. Sie sind nur zu oft die Veranlassung künftiger Lungensuchten.

32.

Es ist gut, wenn ein Weib, dem die Menstruation ausgeblieben ist, aus der Nase blutet.

Hier entledigt sich die Natur des Blutes auf einem Wege, auf dem es bekanntlich unbeschadet der Integrität der Gesundheit geschieht. Aehnliches findet bei unterdrückten Hämorrhoiden sehr häufig statt. Wir bemerken hier ein für allemal, daß man bei jungen Leuten Nasenbluten, das so oft eine von der Natur veranstaltete Abhülfe für ein oder das andere krankhaft gestimmte Organ oder System ist, ja nicht mit abstringirenden oder roborirenden Mitteln behandeln darf. Man kann damit den größten Schaden stiften. Man übersehe den Zustand des Unterleibs, Congestionen nach Brust und Kopf, die Anhäufung in den Gefäßen der Leber, der Milz und dem Sexualsysteme nicht.

33.

Eine Schwangere, die einen sehr heftigen Durchfall bekommt, läuft Gefahr zu abortiren.

Sehr einleuchtend. Nicht minder ist aber auch eine sehr anhaltende Verstopfung in dieser Beziehung bedenklich. Klein sagt in seinem vortrefflichen Interpres clinicus S. 3. Aloi obstipatio multum facit ad abortiendi conamina. Wir empfehlen dieses Buch dringend jungen Aerzten, sie werden ihr semiotisches Wissen sehr bereichern. Wiewohl auch unrichtige Sätze aufgenommen sind. — Man siehe den Commentar zum 1. Aph. des 4. B.

34.

Einem mit Mutterkrämpfen behafteten oder schwer gebärenden Weibe ist ein sich einstellendes Niesen gut.

Es ist wohl einleuchtend, daß das Niesen, welches eine allgemeine Erschütterung im Körper hervorbringt, Krämpfe heben, und die darniederliegende Thätigkeit der Gebärmutter aufregen kann; jeder Geburtshelfer hat Gelegenheit, solche Beobachtungen zu machen. Husten, Lachen bringen oft ähnliche Wirkungen hervor. Rodericus a Castro, der uns ein sehr gutes Buch über Weiberkrankheiten hinterlassen hat, sagt: Lib. 4. C. 7. de secunda relicta „Curatur quatuor remed. gener. primo provocatione tussis et sternutamenti, si vires non fuerint debiles etc." — Man hat von den Nießmitteln in früherer Zeit einen weit häufigern Gebrauch gemacht, als heute. —

35.

Wenn bei einem Weibe der Menstrualabgang mißfarbig, und die Menstruation sich nicht zu der rechten Zeit einstellt, so zeigt dies an, daß eine Abführung nöthig ist.

Es ist keinem Zweifel unterworfen, daß der mißfarbige Abgang bei der Menstruation sehr oft seinen Grund in Versessenheiten, Wurmreitz, und atrabilarischen Stoffen im Unterleibe hat. Sehr oft liegt ihm aber auch eine scrophulöse, arthritische; herpetische Dyscrasie, und beginnender Scirrhus uteri *), der im Anfange so leicht verkannt wird, wie auch Hämorrhoiden der Gebärmutter zu Grunde u. s. w. Man sieht also, daß dieser Lehrsatz etwas zu frei da steht.

36.

Wenn einer Schwangern die Brüste plötzlich einsinken, so abortirt sie.

---

*) Wir wollen hier nicht unterlassen, eine Stelle aus Baglivi Op. omn. p. 136 zur gehörigen Beherzigung anzuführen: „Uteri tamen cancro affectis aliter se res habet," nämlich die Rede war vom schlechten Aussehen des Gesichts, „in iis namque faciei color a naturali non recedit, sed genas perpetuo roseas habent." In den ersten Stadien ist's immer der Fall!

Ein durch die Erfahrung hinreichend bestätigter Satz. In den meisten Fällen wird der Fötus schon eine Zeitlang vorher abgestorben sein. Wie groß der Consens zwischen den Brüsten und den Geschlechtstheilen ist, ist hinreichend erwiesen und bekannt. So ist z. B. das Anlegen des Kindes eines der Hauptmittel, den zögernden Abgang der Placente zu fördern.

37.

Wenn einer mit Zwillingen schwangern Frau eine Brust einsinkt, so abortirt sie mit einem der beiden Früchte, und zwar wenn die rechte Brust welk wird, mit dem Knäbchen, wird's aber die linke, mit dem Mädchen.

Hat Hippokrates diesen und ähnliche Sätze niedergeschrieben, so ist es unverkennbar, daß er durch die Brille einer liebgewonnenen Theorie sah, und daß er von speculativem Wesen auch nicht ganz frei war *). Es ist merkwürdig: daß die Menschen über die verborgensten Dinge, die Aerzte z. B. immer gern zu allen Zeiten, über

*) Nam vitiis nemo sine nascitur; optimus ille est, qui minimis urgetur.

Horat.

Zeugung, Empfängniß, Schwangerschaft die sonderbarsten Hypothesen aufstellten, und die widersprechendsten Ansichten und Meinungen hatten.

„Geheimnißvoll am lichten Tag
Läßt sich Natur des Schleiers nicht berauben,
Und was sie deinem Geist nicht offenbaren mag,
Das zwingst du ihr nicht ab mit Hebeln und mit Schrauben."

Göthe.

38.

Wenn eine Frau, die weder schwanger noch Wöchnerin ist, Milch in den Brüsten hat, so fehlt ihr die Menstruation.

Man hat einigemal dieses nachbeobachtet. Uebrigens giebt es auch Fälle, wo Frauen Milch in den Brüsten Monate, ja Jahre lang hatten, und doch richtig menstruirt waren. Man findet der Fälle mehrere aufgezeichnet, ich habe einen solchen Fall in Hufelands Journal mitgetheilt.

39.

Es deutet auf Wahnsinn, wenn sich bei den Frauen das Blut in den Brüsten anhäuft.

Credat judaeus Apella non ego.

Horat.

Ich muß nochmal wiederholen, daß ich nicht geneigt bin, solche Sätze der Feder des Hippokrates zuzuschreiben. Die Art und Weise, wie sie gegeben sind, zeigt schon an, daß es keine Aufzeichnungen am Krankenbette sind. Daß heftige Entzündung der Brüste der Wöchnerinnen Metastasen nach dem Gehirn und Manie verursachen können, ist bekannt. — Will man diesen Satz dieser Auslegung unterwerfen, so habe ich nichts dagegen.

40.

Willst du wissen, ob ein Weib schwanger sei, so gieb ihr beim Schlafengehen Honigwasser; bekommt sie darauf Bauchgrimmen, so hat sie empfangen, wo nicht, so hat sie nicht empfangen.

Wir sagen dazu, was wir zu obigem Satze sagten. Wir schreiben diesen, wie überhaupt mehrere in diesem Buche nicht unserm Hippokrates zu. In Beziehung auf diesen Satz haben Oribasius, Cardanus, Zachias, Ranchin, Sanctorius, Heurnius und andere, gleichlautende Aeußerung gethan.

41.

Eine Frau die mit einem Knaben geht, hat eine gute Farbe, die mit einem Mädchen geht, aber eine üble.

Sonderbar. Dieses ist eine herrschende Meinung im Volke. Es könnte vielleicht doch etwas an der Sache sein *). Immerhin scheint dieser Satz eine Frucht späterer Theorien zu sein. Als Aphorismus kann er aber nicht aufgestellt werden. Es ist merkwürdig, daß die Mütter doch die Knaben inniger lieben, als die Mädchen, in der Regel ist's richtig; dies sei nur im Vorbeigehen gesagt. Wir denken gerade an die sonderbaren Gesetze der Wahlverwandtschaft.

42.

Wenn eine Schwangere eine Entzündung in der Gebärmutter bekommt, so ist's tödtlich.

Eine Entzündung der Gebärmutter ist immer eine gefährliche Sache, die der nicht schwangeren Gebärmutter ist selten, und weniger gefährlich,

---

*) Im 6. C. des 7. B. des Plinius lesen wir: Melior color marem ferenti, et facilior partus.

die einer Schwangern und Wöchnerin häufiger und höchst gefährlich. Im ersten Falle wird immer ein Abortus erfolgen. Absolut tödtlich ist aber die Krankheit durchaus nicht. Sie erheischt im Anfange ein streng antiphlogistisches Verfahren, mit der Berücksichtigung der Erfahrung, daß sie leicht in eine nervös entzündliche Affection übergeht. — Nur halte man eine Metritis eben so wenig als eine Peritonitis nicht für identisch mit der Febris puerperalis. Junge Aerzte fordern wir hier auf, die classische Abhandlung der Febris puerperalis von Hufeland, dessen kleine medicinische Schriften 1. B. S. 93. und die Abhandlung von Selle, dessen Beiträge zur Medic. 1. Th. S. 45. ja nicht ungelesen zu lassen. Merkwürdig ist's, daß Hippokrates ἐρυσίπελας ἐν τῇ ὑστέρῃ sagt.

43.

Die unnatürlich magern Frauen abortiren so lang, bis sie stärker geworden sind.

Ein Aphorismus, dem man es schon an der Stirne ansieht, daß er nicht nach dem Leben entworfen ist. Bei sehr magern, sonst aber gesunden Frauen ist das keineswegs der Fall. Aus Kränklichkeit magerer Frauen tragen gewöhnlich ihre

Kinder aus, ja wir wissen, daß hectische Frauen ihre regelmäßige Schwangerschaft und ihre Entbindung glücklich überstehen, und dann nicht selten sterben, wenn das sogenannte Milchfieber eintritt.

44.

Diejenigen Frauen, welche von mittelmäßiger Stärke sind, und ohne offenbare Ursache im zweiten oder dritten Monate abortiren, leiden an einer Verschleimung der Kotyledonen, sie können wegen der Schwere die Frucht nicht halten, sondern die Frucht fällt ab.

45.

Die, welche wegen übernatürlicher Dicke nicht concipiren, denen drückt das Netz den Gebärmuttermund zusammen, und bevor sie mager geworden sind, werden sie nicht schwanger.

46.

Wenn die Mutter auf dem Hüftbein aufliegt, und in Eiterung übergegangen ist, so muß nothwendig ein fistuloses Geschwür entstehen.

47.

Die Knaben liegen mehr auf der rechten Seite, die Mädchen mehr auf der linken Seite.

Diese Sätze tragen das Gepräge damaliger Schultheorien. Wir wollen sie nicht mit breitem Scholasticismus begleiten. Es ist die Rede von Kotyledonen. Man hatte dazumal noch keine menschliche Leichen secirt. Philadelphus und Evergetus sollen die ersten Könige gewesen sein, welche zu Alexandria den Aerzten die Erlaubniß, Leichnahme zu zergliedern, gegeben haben, ja den Wissenschaften sehr ergeben, sollen sie selbst secirt haben.

48.

Damit die Nachgeburt abgehe, gebe man ein Niesmittel, und die Frau halte Mund und Nase zu.

Durch erregtes Niesen, dessen Wirkung auf den Unterleib durch Zuhalten von Nase und Mund verstärkt wird, kann der Abgang der schon gelösten, so wie der noch leicht adhärirenden Placenta befördert werden. Bei gesunden Frauen kann das auch ohne alle Gefahr unternommen werden. Man siehe Commentar zum 34. Aphorismus dieses Buches. Das frühzeitige Anlegen des Säuglings an die Brüste gehört zu den einfachsten und doch sehr wirksamen Mitteln, um den Abgang der Placenta zu befördern.

49.

Wenn eine Schwangere Stuhlzwang bekommt, so abortirt sie.

Der Stuhlzwang ist für eine Schwangere immer ein Gefahr drohendes Uebel, besonders wenn er lange anhält, und nicht alsbald durch die Kunst kann gehoben werden. Es entsteht auch bei der nicht seltenen Retroversio uteri heftiger Stuhlzwang. Und doch ist man so glücklich, sehr oft durch geschickt vorgenommene Reposition den Abortus zu verhindern. Wird das Uebel nicht erkannt, oder diese Reposition nicht zu Stande gebracht, so werden die Frauen oft dadurch, daß die Natur einen Abortus bewerkstelligt, beim Leben erhalten. Diesen Aphorismus wollen wir noch mit einer sehr interessanten Stelle aus Baglio begleiten: Inter signa foetus mortui in utero ab auctoribus recensita, certissimum et fere infallibile est tenesmus, sive crebra voluntas faeces dejiciendi, mulieri superveniens, ut alibi quoque notavimus, p. 140.

50.

Willst du einem Weibe die Menstruation stillen, so setze ihr einen sehr grossen Schröpfkopf auf die Brüste.

Man wird wohl von diesem Mittel keinen Gebrauch machen, weil es sich darum handelt, die Ursache einer zu profusen Menstruation zu heben. Ich bin aber doch geneigt, anzunehmen, daß das Mittel bei einer nicht zu heftigen Verblutung nach der Entbindung nützen könnte. Doch wir besitzen zuverläßigere Mittel. Eduard Home rühmt die Applikation trockener Schröpfköpfe auf die Brüste bei Gebärmutterverblutung sehr. Sie rufen wie das Anlegen des Kindes die Contractionen des Uterus hervor. Auch Rodericus a Castro führt in dem angeführten Werk B. 1. C. 5. de immodico menstruorum fluxu die Application der trockenen Schröpfköpfe sowohl auf die Brüste, als auf Leber- und Milzgegend an. So schlägt Wendelstädt die Application einer Art von Ventose, die man wie Schröpfköpfe auf die Brüste bei drohender Milchversetzung setzen soll, vor. Hufel. J. 9. B. 6 St. S. 48.

51.

Bei Schwangern ist der Muttermund verschlossen.

Ebenfalls ein Satz, der nach damaliger Theorie entworfen wurde. Denn daß der Mutterhals gegen die Hälfte der Schwangerschaft auf einen halben, im achten oder neunten Monate gegen einen Viertelzoll verkürzt, am Ende der Schwangerschaft völlig verschwunden (verstrichen) ist, daß so zu sagen äußerer und innerer Muttermund fast in eins zusammenfallen, und dabei das Segment der Gebärmutter im hohen Grade verdünnt ist, daß aber bei erschlafftem Uterus auch bei Erstgebährenden der Muttermund sich zeitiger, ja bei Frauen, die schon mehreremale geboren haben, oft schon im achten Monate eröffnet; das konnte der Verfasser nach damaligem Stand anatomischer und physiologischer Kenntnisse nicht wissen.

52.

Wenn einer Frau häufig Milch aus den Brüsten fließt, so zeigt das eine schwache Frucht an; sind die Brüste aber derb und fest, so zeigt dieses eine kräftige Frucht an.

Der erste Satz ist nicht naturtreu. Wie oft habe ich nicht bei frischen derben Bäuerinnen Milch während der Schwangerschaft aus den Brüsten fließen sehen, die die gesundesten Kinder geboren haben. Daß aber derbe feste Brüste, die immer ein gesundes Weib verrathen, auf ein gesundes kräftiges Kind deuten, ist richtig.

53.

Denen, welchen die Brüste einschwinden, steht ein Mißfall bevor. Wenn sie aber wieder hart werden, so bekommen sie Schmerzen, entweder in der Brust oder in den Hüften, oder den Augen, oder in den Knieen; und sie abortiren nicht.

Das Einsinken der Brüste gehört bekanntlich ceteris paribus zu den Zeichen eines bevorstehenden Abortus. Den Nachsatz kann ich weder aus eigener noch fremder Erfahrung commentiren. Man findet übrigens auch gar nicht selten, daß Schwangere über lästige Spannung, Härte und Schmerzen *) in den Brüsten klagen, welches sich nach und nach von selbst verliert, es kann aber auch durch Vollblütigkeit, durch rheumatische oder

*) Hier ist nicht die Rede von dem Turgos vitalis, der sich bei der Schwangerschaft in den Brüsten einstellt.

scrophulöse Disposition, durch Verstimmung des Unterleibs, durch gastrische Reitze u. s. w. bedingt werden, eben so kann daran allzu reitzbares Nervensystem schuld sein. Zustände, welche noch gar mancherlei Systeme in Mitleidenschaft ziehen. Es sind dieses allzu bekannte Dinge, als daß wir uns lange bei ihnen verweilen sollten. Uebrigens werden diese Zustände gar nicht selten durch häufige Umarmungen herbeigeführt. Der Mensch ist abgefallen von seiner reinen Kindlichkeit. Moses sprach das schon im ersten Buche C. 3. aus.

54.

Bei denen der Muttermund hart ist, bei denen muß er nothwendig auch verschlossen sein.

Wir verweisen auf Aph. 51.

55.

Schwangere, welche von einem Fieber befallen werden, und schnell ohne auffallende Veranlassung abmagern, gebären schwer und mit Gefahr, oder sie laufen auch Gefahr, wenn sie abortiren.

Es ist wohl sehr einleuchtend, daß Fieberkranke, heftig ergriffene Schwangere oft mit großer Beschwerde, was doch auch eine große Ausnahme leibet, gebären, und daß sowohl das Wochenbett, so wie der etwa erfolgende Mißfall für eine sehr kranke herabgestimmte Frau ein höchst bedenklicher Zustand sein muß. Eine plötzliche Abmergelung des Körpers verräth immer einen sehr gefährlichen Feind, der sehr verborgen sein kann, im Innern.

56.

Wenn sich zu dem weiblichen Blutflusse Zuckungen und Ohnmacht gesellen, so ist's böse.

Uns dünkt es dem Sinne des Inhalts dieses Satzes gemäß, daß Hippokrates den Blutfluß nach der Entbindung meint. Wie gefährlich Zuckungen und Ohnmacht bei solchem Blutfluß sind, ist hinreichend bekannt. Wiewohl die Ohnmacht gerade oft der Zustand ist, worin sich bei starken Verblutungen die Gefäße schließen. Wir machen hier junge Leser auf einen schönen Aufsatz über die Heilkraft der Ohnmacht von Hrn. Nasse, Hufel. J. 1816. Jännerh. S. 49. aufmerksam. Daß Krämpfe und leichte Ohnmachten bei der Periode nicht gefährlich sind, davon überzeugt uns täglich die große Anzahl unserer nervenschwachen Damen. Zum Behuf junger Aerzte wollen wir noch ein

Mit-

Mittel anführen, womit Thilenius Entbundene bei starker Verblutung, die schon am Rande des Grabes waren, rettete: Ol. cinnamom. gutt. x. Naphth. vitriol. dr. j. Alle viertel bis halbe Stunde 10 — 15 Tropfen zu geben.

57.

Allzustarker Monatsfluß veranlaßt Krankheiten, und fehlt er, so entstehen Krankheiten aus der Mutter.

Anhaltender Blutverlust bringt, wie natürlich, Schwäche der Irritabilität, große Reitzbarkeit der Nerven, am Ende Torpor und Cachexie hervor. Man hüte sich aber, sogleich Roborantia und namentlich Stahlmittel bei zu starker Menstruation zu geben, man muß hier sehr sorgfältig die Ursache aufsuchen. Ist es wirklich Schwäche, Mangel an Ton im Gefäßsystem, so mache man, ja zumal bei zärtlichen Damen, bei schwacher Beschaffenheit der Respirationsorgane, mit den schwächern Roborantien den Anfang. Etwa mit dem Hallerschen Sauer, mit der Phosphorsäure, Extractum marrubii albi, mit der Cascarill, mit kleinen Gaben Ipecacuanha. Sehr häufig sind Kothverhaltungen, Saburralreitze, Hämorrhoidalcongestionen, Stagnationen im Pfortadersystem die Ursache profuser Menstruation. Ist aber wirklicher Mangel an Ton, gebricht dem Blute die eigenthümliche Plastik, so stehen die Stahlmittel und stahlhaltige Mineralwasser oben an, aber auch da mache man den Anfang mit den gelindern *). Man kann junge Aerzte nicht genug vor dem allzu dreisten Gebrauche der Roborantien in fraglichen Affectionen, zumal bei zart gebauten höchst empfindlichen Damen, warnen. Durch solches kunstwidrige Verfahren entsteht so manche Phthisis arte facta. Die Tinctura ferri acetici aetherea Klaprothi ist bei reizbaren Damen eines der ersten Stahlmittel, man übersehe bei der Anwendung der Stahlmittel nie die Verdauungswerkzeuge in guter Verfassung zu halten **), und Bewegung anzurathen.

*) Jungen Aerzten empfehlen wir hier ganz besonders Hufelands Aufsatz, dessen J. April 1814. S. 71; ferner seine Aeußerungen über fraglichen Gegenstand in seiner Abhandlung: Heilquellen Deutschlands; eben so Brandis über die Wirkung der Eisenmittel.

**) Sehr schön sagt Friedrich Hoffmann: Operantur felicias tincturae martiales, si alvus sui officii memor, quod si paulo sequior sit, blando aloëtico vel passulato stimulanda est. Ubi tamen tenendum est; non quemvis ferro posse martia-

Die Ursachen, welche die Menstruation unterdrücken, können sehr verschieden sein, sie müssen also ausgemittelt werden; man treibe ja nicht mit den sogenannten Pellentia verwegenes Spiel; nichts ist verderblicher. Der junge Arzt wird auch nicht selten bei verheimlichter Empfängniß hinters Licht geführt. Wir empfehlen bei dieser Gelegenheit Hufelands Aufsatz über Abortivmittel, dessen J. 1822. Novemberheft, S. 1. — Bleibt die Menstruation in den Jahren, wo sie statt haben soll, und das Wohlsein ist nicht beeinträchtigt, aus, so gebrauche man nichts, und regulire die Lebensweise der Constitution gemäß. —

Wir haben uns hier etwas verweilt, weil man täglich in fraglichen Beziehungen viele Aerzte Mißgriffe machen sieht. Si potes, ignotis etiam prodesse memento. Cat.

58.

Zur Entzündung des Afters und der Gebärmutter gesellt sich Harnstrenge; dieses ereignet sich

---

lia, praesertim qui spasmis obnoxius est, ideo saepe numero tormina alvique constipationem et anxietates intempestivus illorum usus procreat. Op. supplement. T. I. p. 206.

auch bei Vereiterung der Nieren: zur Leberentzündung hingegen schlägt sich der Schluchzen.

Dieses sind bekannte Gegenstände der Semiotik.

59.

Wenn ein Weib nicht empfängt, und du wolltest aber erfahren, ob sie empfangen dürfte, so beräuchere man sie mit Kleidern von allen Seiten umhüllt, von unten herauf. Scheint es, daß der Geruch durch den Körper in die Nase und Mund dringt, so entnehme man daraus, daß sie an sich nicht unfruchtbar ist.

Einen solchen Unsinn hat unser Hippokrates nicht niedergeschrieben. Dem aufmerksamen gebildeten Leser wird's überhaupt nicht entgehen: daß in diesem Buche viele Sätze eingeschwärzt sind.

60.

Wenn eine Schwangere ihre Reinigung stark hat, so kann's nicht wohl sein, daß der Fötus gesund sei.

An und für sich ein seltener Fall, daß die Menstruation die ganze Schwangerschaft hindurch fortwährte, in den ersten Monaten ist's öfter der Fall. In der Regel kommen dann schwächliche Kinder zur Welt. Doch leidet dies auch Ausnahme. Der junge Arzt habe auch hier die Placenta praevia im Gedächtniß.

61.

Wenn einer Frau ihre Reinigung ausbleibt, und es erfolgt weder Schauder noch Fieber, und sie hat Ekel vor Speisen, so kann man annehmen, daß sie schwanger sei.

Wir wissen, wie zweideutig und ungewiß die Zeichen der Schwangerschaft sind. Der gerichtliche Arzt kann nicht gewissenhaft genug zu Werke gehen. Es sind dieses bekannte Dinge.

62.

Die, welche eine kalte und dichte Mutter haben, werden nicht schwanger, auch die nicht, welche eine feuchte haben, denn der Saame wird bei ihnen erstickt; ferner die nicht, welche eine allzu trockene und unmäßig heiße Mutter haben, denn der Saame verdirbt aus Mangel an Nahrung bei ihnen. Die aber, bei denen sich das gemäßigte Verhältniß beider Beschaffenheiten vorfindet, werden fruchtbar.

In diesem Lehrsatze ist viel zu viel Raisonnement, und es sticht das speculativ-theoretische, die Frucht damaliger physikalischer Ansichten von Empedokles, viel zu viel hervor, als daß er für uns einen Werth haben könnte. Wir wollen es Jedem überlassen, ob er ihn für ächt hyppokratisch halten will. Wir sind nicht gemeint, ihn dafür zu halten; dasselbe gilt von dem Folgenden.

63.

So verhält sich's auch bei den Männern: denn entweder wird wegen der schwammigten Beschaffenheit des Körpers das Geistige ausgedünstet, so zwar, daß der Saame nicht übergeht; oder wegen Dichtheit wird der Saft nicht ausgestoßen, oder wird wegen Kälte nicht angefacht, daß er sich an Ort und Stelle concentrire, oder es geschieht dieses auch wegen Hitze.

64.

Denen, die Kopfweh haben, Milch zu reichen, ist schädlich; ebenso den Fieberkranken, und denen, die bei aufgetriebenen Präcordien Kollern haben; eben so denen, die starken Durst haben. Schädlich denen, die bei hitzigen Fiebern gallichte Durchfälle haben, und denen, die einen starken Blutverlust gehabt haben. Den Hektischen, die eben nicht stark fiebern, bekommt die Milch gut. Man gebe sie in langwierigen Fiebern mit Husten, wenn sich keines der angeführten Zeichen vorfindet, und der Kranke widernatürlich abgezehrt ist.

Rührt das Kopfweh von gastrischen Verdauungsbeschwerden her, so sagt ihr Genuß nicht zu; in Fiebern mit aufgetriebenen kollernden Präcordien bei gallichter Turgescenz, eben so bei solcher Turgescenz und Abflüssen der Art nach unten wäre ihr Gebrauch sehr unpassend. Es geht in solchen Fällen alsbald eine nachtheilig wirkende Zersetzung mit ihr vor, sie belästigt den Magen, wird ausgebrochen und bläht den Unterleib auf. Wie wohlthätig ihr Genuß in hektischen Fiebern, in Lungensuchten wirkt, ist jedem guten Praktiker bekannt. So sagt Aretaeus Lib. 7. de morbis chronicis: si quis phthisicus multum lactis potet, nullo alio eget auxilio. Celsus Lib. 3. C. 22. wiederholt die Stelle von Hippokrates.

Rhazes preißt die Milchkur de re medic. L. 3. C. 15. in allen Zehrfiebern; desgleichen Alexander von Tralles Lib. 12. L 8. C. 1. Prosper Alpin erzählt uns von den Aegyptern: lac cum aqua endiviae vel hordei exprimunt atque colligunt, cui addentes modicum aquae rosaceae et sacchari candidi violati, sorbitionem parant, quam hecticis aliorum ciborum loco offerunt. Sunt qui hoc tantum victu pluribus diebus uso a febre illa evaserint. Alii hecticos curant lacte camelino vel asinino, vel humano maximeque consumtos. Lib. 4. C. 15. Alle großen Aerzte haben in den hectischen Fiebern den ausgezeichnetsten Nutzen von der Anwendung der Milch gesehen. Galen gedenkt Lib. 5 de sanitate tuenda C. 7. eines hundertjährigen Mannes, der bloß vom Genusse der Milch lebte. Ganze Völker leben von Milch und Brod ein rüstiges Leben. Lacte mero veteres usi memorantur et herbis; sponte sua si quas terra ferebat. Ovid. Fastor. L. 4. V. 369. Herr Vogel aus Rostock empfiehlt die Buttermilch als ein ganz vorzügliches Mittel im Morbus niger Hipp. und sie ist es wahrlich. Rhazes sagt, er habe viele Krankheiten der Verdauungswerkzeuge damit geheilt. Jungen Aerzten empfehlen wir F. Hoffmanns Diss. de mirabili lactis asinini in modendo usu Tom. 6 et de saluberrima feri lactis virtute. am a. O.

65.

Wenn Geschwülste bei Wunden entstehen, so erfolgen nicht leicht Krämpfe und Wahnsinn. Wenn sie aber schnell verschwinden, so entstehen bei denen, welche sie an der hintern Fläche des Körpers hatten, Convulsionen und Starrkrämpfe; bei denen, die sie an der vordern Fläche des Körpers hatten, Wahnsinn, heftiges Seitenstechen, Vereiterung oder Ruhren, in so fern die Geschwülste roth waren.

In jeder Wunde, die gut heilen soll, erzeugt die Natur Geschwulst, Entzündung und Schmerzgefühl; es sind dieses die Bedingungen zur Eiterbildung, durch welchen Prozeß die Granulation und die Schließung der Wundlippen bedingt wird. Wunden, welche ihren regelmäßigen Verlauf haben, bringen nicht leicht Nervenzufälle hervor. Wenn die Geschwulst, die Entzündung und die Eiterung schnell verschwinden, so kann man sicher auf Nervenreitze, und namentlich auf gastrische Reitze rechnen. Solche Ereignisse manifestiren sich oft als Nervenzufälle und Versetzungen von allerlei Art. Hier scheinen nun einige derselben angeführt zu sein.

Uns scheint dieser Aphorismus aber durchaus nicht ächt hippokratisch. Die Angaben entsprechen zu wenig den Erfahrungen.

66.

Wenn grose und bösartige Verwundungen nicht anschwellen, so ist das sehr böse.

Wenn die Wunden einsinken, kein Turgor vitalis, keine Reaction statt findet; so zeigt dieses Gangräne, oder doch wenigstens eine höchst gesunkene Lebenskraft an.

67.

Weiche Geschwülste sind gut, rohe bös.

Geschwülste, die nicht eitern, worin keine Kochung vorgeht, — es ist noch immer die Rede von Geschwulst der Wunden, — heilen langsam. Dieser Satz ist im Grunde eine unmittelbare Fortsetzung des vorhergehenden.

68.

Es ist nützlich, dem, der am Hinterhaupt Schmerzen hat, die grade Stirnvene zu öffnen.

Eine so isolirt dastehende Angabe eines einzelnen Symptoms kann unmöglich die Indication zu einem so ernstlichen Heilmittel abgeben. Auch dieser Lehrsatz ist gewiß nicht ächt hippokratisch.

69.

Der Starrfrost bei den Weibern fängt mehr von den Lenden an, und zieht sich durch den Rükken nach dem Kopfe. Bei den Männern beginnt er mehr vom hintern als vom vordern Theile des Körpers, so wie von den Ellenbogen und Schenkeln. Sie haben auch eine dünne, nicht vollsaftige Haut, wie das Haar ausweißt. —

Zu diesem Aphorismus läßt sich durchaus nichts sagen, man sieht's ihm an der Stirne an, daß er ein Phantasiestückchen ist. Zu Erklärungen, wie sie Joh. de Gorter anstellte, wollen wir eben so wenig unser Gehirn, als unsere Zeit hergeben. Es wird in der Medicin ohnedies soviel de lana caprina geredet.

70.

Die, welche vom viertägigen Fieber ergriffen werden, werden nicht leicht von Krämpfen bedroht. Waren sie mit denselben früher behaftet, so werden sie, beim Eintritte der Quartana davon befreit.

Es ist eine bekannte Sache, daß beim Eintritte und während dem Verlaufe des kalten Fiebers, alte gewohnte Leiden schweigen; dauern sie aber zu lange, so gesellen sich auch mancherlei Leiden dazu, und darunter bemerkt man auch gar nicht selten Krämpfe. Es ist aber auch jedem Arzte bekannt, daß intermittirende Fieber nicht selten habituelle Leiden heben. Auf welche Weise sich das zutragen dürfte, ist wohl sehr einleuchtend. Dieser Aphorismus ist eben auch nicht naturae conformis abgefaßt.

71.

Die, welche eine gespannte trockne und harte Haut haben, verscheiden ohne zu schwitzen; die, deren Haut schlaff und locker ist, sterben unter Schweißen.

Unsere Erfahrung geht nicht so weit, daß wir diesen Satz a posteriori widerlegen noch anerkennen könnten. Uns scheint er auch eine Ausgeburt der Phantasie zu sein. Es giebt Individuen, die in gesunden Tagen gar nicht, dagegen in kranken viel schwitzen, und auch umgekehrt. — Es kommt hier auch sehr auf die Natur der Krankheit u. s. w. an, an welcher der Mensch stirbt.

72.

Gelbsüchtige sind nicht sehr zu Blähungen geneigt.

Widerspricht aller Erfahrung.

Wir schließen dieses Schatzkästlein, in welches sich manche falsche Münze und mancher Spielpfennig eingeschlichen hat, indem wir unsern Lesern zurufen:

Nur wenn die Vernunft unbefangen und unbestochen die Erfahrung im Denken und Handeln als leitendes Prinzip erwählt, rückt die Heilkunde dem höchsten Ziele stets näher.

Sechstes Buch der Aphorismen des Hippokrates.

„Wer bloß mit Zeichen wirkt, ist ein Pedant, ein Heuchler oder ein Pfuscher. Es sind ihrer viel, und es wird ihnen wohl zusammen. Ihr Geschwätz hält den Schüler zurück, und ihre beharrliche Mittelmäßigkeit ängstigt die besten.

Göthe.

1.

Wenn zu langwierigen Lienterien saures Aufstoßen, welches vorher nicht da war, hinzukommt, so ist dieses ein gutes Zeichen.

Bei der Lienterie liegt das Verdauungsgeschäft gänzlich darnieder, die Speisen gehen alsbald nach dem Genusse mit weniger Veränderung ab. Es ist also natürlich, daß saures Aufstoßen ein gutes Zeichen ist; es zeigt an, daß die Verdauung wieder beginnt, welche natürlich im Anfange nur schwach und noch nicht ganz nach dem normalen Gange dieses organisch-chemischen Prozesses vor sich geht. Dieses saure Aufstoßen findet man gewöhnlich bei sehr schwachen trägen Magen. So kommt es zum Beispiel bei Schwelgern und Säufern sehr häufig vor. Die Mineralsäure und vorab das Hallersche Sauer leisten hier vortreffliche Dienste *).

*) So haben sich kleine Gaben Salpetersäure in der Cholera sehr wirksam gezeigt. Temperton sagt: die Bildung von Säuren im Magen hat die größte Aehnlichkeit mit einem Gährungsprocesse; als die vorzüglichsten Mittel schlägt er in diesem Falle die mineralischen Säuren, namentlich die Salpetersäure vor, welche die Eigenschaft, diesen Gährungsproceß zu alieniren, besäßen. Heberden sagt: Saure Getränke sind wider Erwarten diesen Kranken nicht immer schädlich, zuweilen sind sie ihnen sogar dienlich. Bei der gallertartigen Erweichung des Magens sind die Mineralsäuren die besten Mittel. Aber die Holzsäure übertrifft in dieser Krankheit alle übrigen Mittel. Lentin hält den Gebrauch der Schwefelsäure für ein groses Mittel in der Gicht. In Steinbeschwerden sind die Mineralsäuren ungemein wirksam, eben so im Diabetes. Die Verwandtschaft dieser Krankheiten ist unverkennbar. Nicht minder wirksam ist der Gebrauch der Salpeter- und Salzsäure in Stagnationen des Pfortadersystems und Atonie der Leber u. s. w.

2.

Ein von der Natur zu flüssiger Ausfluß aus der Nase, so wie zu flüssiger Same ist Gesunden unzuträglich, in Krankheiten hingegen ist dieses heilsam.

Wir sind, was die Uebersetzung dieses Lehrsatzes betrifft, ganz mit Vallesius einverstanden, und weichen demnach von vielen Uebersetzungen ab. Eine Stelle im 6ten Abschnitte des 6ten Buches von den Epidemieen stimmt mit diesem Aphorismus überein. Hippokrates hält eine zu starke Absonderung des Ausflusses aus der Nase nicht für gesund. Es ist eine ausgemachte Sache, daß man dieses in der Regel gewöhnlich bei schlaffen, schwammigten, zu Schleimkrankheiten geneigten Constitutionen findet *). Dagegen findet man ganz trockene Nasen gar nicht selten mit periodischer Taubheit, mit Beschwerden der Leber und des Pfortadersystems vergesellschaftet, und wenn bei dem Gebrauche auflösender Mittel die Nase flüssiger wird, so kann man annehmen, daß sich im Unterleibe die Stockungen lösen, und daß die

*) Doch vicarirt diese Membran auch manchmal für Schleimhämorrhoiden, wenn jene ungeschickt behandelt werden.

Verhärtungen schmelzen und die Taubheit verschwindet. — Daß in Fiebern der sich in der Nase wieder einstellende Ausfluß ein sehr gutes Zeichen ist, ist jedem Arzte bekannt, besonders ist es in febrilischen Krankheiten der Kinder ein sehr gutes Zeichen. — Hippokrates sagt in diesem Satze aber auch, daß Gesunden ein zu flüssiger Same ungesund sei. Er muß hier wohl von dem zu häufigen Abgang desselben auf seine zu flüssige Beschaffenheit schließen, denn wie will man die Dichtheit des Samens bemessen. Onanisten, und die, welche an zu häufigen Pollutionen leiden, haben einen dünnen flüssigen Samen, wie das bei allen übermäßigen Secreta der Fall ist. — Daß nun zu häufiger Samenverlust unheilbringend ist, lehrt die Erfahrung nur zu viel, und es ist auch physiologisch sehr einleuchtend. Es heißt, in Krankheiten ist flüssiger Same heilsam; — daß hier nicht von der krankhaften Pollutio diurna et nocturna, noch von Priapismus die Rede ist, versteht sich wohl von selbst. Während Fiebern und bedeutenden Krankheiten fühlt man in der Regel eine Erregung im Sexualsystem. Sollte Hippokrates vielleicht beobachtet haben, daß sich manchmal nach Fiebern zu Ende der Crise Pollutionen, die ein gutes Zeichen sind, einstellen. Mehrere Aerzte haben in Fiebercrisen Erectionen und leichte

Pollutionen als sehr gute Zeichen beobachtet — Meine Erfahrung bestätigt dieses ganz und gar. Dieser Gegenstand ist nach dem Typhus contagiosus von 1813 — 1814 wieder zur Sprache gekommen. In Epilepsien, besonders in denen, die in das Alter der Pubertät fallen, endigt sich der Paroxismus häufig mit Pollutionen; — der Arzt muß darauf sehr Acht haben und auszumitteln suchen, ob nicht krankhafte Reitze besonders auf das Sexualsystem einwirken. Wir empfehlen hier jungen Männern ganz besonders die Lentinsche Abhandlung über Fallsucht, dessen Beiträge zur Medicin 3 B., worin sie schätzbare Vorschriften für die Praxis finden werden. Klassisch ist auch Tissot's Werk über Nervenkrankheiten, welches durch die Uebersetzung von Akermann noch gewonnen hat. Wir wollen auch junge Aerzte auf die Apoplexien, welche mit Erectionen des Penis verbunden sind, und denen sehr häufig Entzündungen des kleinen Gehirns zum Grunde liegen, aufmerksam machen *).

Nicht selten kommen auch in heftigen entzündlichen Fiebern Erectionen vom Unvermögen,

*) Merkwürdig ist es: daß alle Erhängte, Geköpfte, unter Erectionen und auch unter Samenergießungen sterben.

den Urin zu lassen, bei höchst ausgedehnter Harnblase vor, wobei der Kranke, im schweren Delirium liegend, immer nach den Geschlechtstheilen greift. Da muß denn der unschuldige Kranke in seinen gesunden Tagen ein Onanist gewesen sein! Man übersehe diesen Zustand ja nicht, erkundige sich in Fiebern mit Delirium ja immer sorgfältig nach dem Urinabgang des Kranken. Die Delirien verschwinden oft plötzlich, oder werden doch sehr leidlich, sobald das Wasserlassen erfolgt ist. — Ueberhaupt ist der Rapport zwischen der Urinblase und dem Haupte sehr merkwürdig. So verursacht eine volle Urinblase unruhigen Schlaf und Träume; es sind hier nicht einzig die wollüstigen Traumgesichte gemeint. Junge Leute, die an häufigen nächtlichen Pollutionen leiden, müssen des Abends sehr wenig genießen *), wenig trinken, die Rückenlage vermeiden **) und sich mit dem festen Vorsatze, gegen Tag zu erwachen, zu Bette legen, und dann das Wasser lassen. Durch so einfachen Rath habe ich schon vielen genützt.

*) Nam pransus jaceo, et satur, supinus Pertundo tunicamque, palliumque lesen wir im Carm. XXXII des witzigen, aber nur zu lasciven Catullus.

**) Nemo per somnum semen temve profundit, nisi supinus decubuerit. Aristotelis Problemat. 18 Sect. X.

Bei dieser schicklichen Gelegenheit will ich die Bemerkung zu machen nicht unterlassen. Daß man beim Krankenexamen viel zu wenig Werth auf die Träume legt. So werden Leute, die an der Leber, Milz und Pfortadersystem leiden, Melancholiker von sogenannter atrabilarischer Constitution sehr häufig von fürchterlichen Traumgesichten gequält, sind damit Hämorrhoidalcongestionen verbunden, so begehen sie nicht selten im Traume den Beischlaf oft mit dämonischen Ungeheuern, oder sie treiben sonst Unzucht, worüber sie, wenn es edle Menschen sind, noch im Traume, kurz vor dem Erlöschen desselben peinliche Gewissensangst empfinden. — Welch wunderbares Amphibion ist der Mensch! An der Uebergangslinie liegen immer die wunderbarsten Geschöpfe. Wahrhaftig es liegt ein hoher Sinn darin, daß die Aegypter bei Verfertigung der Mumien die Eingeweide des Unterleibs, als die Quelle sündiger Lüste und Leidenschaften, herausnahmen und ins Wasser warfen. Dagegen legten sie den aus Kieselschiefer und anderm Material verfertigten Scarabaeus sacer, das Heiligste altägyptischer Sinnbilder, das Symbol der Sonne und der Seele, welcher dieses wunderbare Volk das Herz als Sitz anwieß, in die Brusthöhle des Menschen. Doch wieder zu den Träumen. Sehnsüchtige Mädchen und Wittwen mit allerlei hysterischen Zufällen geplagt, weinen gar häufig im Schlafe, ohne zu wissen warum, sie erinnern sich wachend keines eigentlichen Traumgesichts. Man findet dieses gerade bei den wohlgesitteten, denen Religion und Erziehung das verbieten, wozu sie Natur und Alter heimlich und vernehmlich auffordern, was aber bürgerlicher Verhältnisse wegen noch nicht ausführbar ist. Castis omnia casta! ich wünsche herzlich, daß dieser Zuruf für alle junge Aerzte überflüssig sei! — Merkwürdig ist es, daß Hypochondristen sine materia, die wachend wehmüthig und trüb gestimmt sind, sehr oft heitere Träume haben.

Den Incubus sehe man ja nicht als unbedeutend an *), man regulire die ganze Lebensart des daran Leidenden, man habe dabei immer die Congestionen des Unterleibs, der Brust, und die anomalische Schleimerzeugung und ein gereiztes Gallensystem im Auge. Er ist nur zu oft ein sehr

*) Sagt sogar schon der Empiriker Scribonius Largus: „Usque eo tamen vexantur, ut interdum vitae periculum adeant: est enim vitium non contemnendum utique in processa aetate. C. 23. Comp. 100. Er war wahrscheinlich durch die Aeußerung mehrerer bewährten Aerzte (die ich in Hufel. Journal angeführt habe) aufmerksam gemacht worden.

früher, ich sage ein sehr früher Vorbote künftiger bedeutender Leiden des Solarsystems. Die Aerzte gehen bei der Behandlung des Incubus oft sehr leichtsinnig zu Werk. Die Prophylaxis ist die schönste Seite der Kunst. Sie erheischt aber auch in sehr vielen Fällen das größte Kunsttalent. Man vergleiche Aphorismus 3. 2tes B. Heitere Träume von ordentlichem Zusammenhang findet man gewöhnlich bei gesunden Menschen, mit wohl gestimmtem Unterleibe und guter Architectur des Blutgefäßsystems. —

Diese rhapsodischen Bemerkungen wird doch mancher unserer Leser, sowohl beim Entwurfe physischer als auch psychischer Curpläne zu benutzen wissen. — Wir schreiten ohne Apologie dieser Digression zum folgenden Aphorismus.

3.

Der Ekel vor Speisen ist in langwierigen Ruhren bös, und um so schlimmer, wenn er sich mit dem Fieber einstellt.

Dieser Zustand zeigt einen hohen Grad eines sehr alienirten Verdauungsgeschäfts, aber auch vorzüglich eine große Verstimmung des cöliacischen Nervengeschlechtes und des Vagus an. Stellt er sich nun gleich mit dem Fieber ein, so ist das wohl ein Zeichen, daß diese Organe sehr ergriffen sind; und das ist wohl ein schlimmes Symptom.

4.

Die durchaus glatten Geschwüre sind bösartig.

Wenn die Ränder eines Geschwürs durchaus glatt sind, so gebricht es an der Vis reproductiva, es mangelt der Turgor vitalis, es findet keine gesunde Eitererzeugung statt, und es bildet sich keine Granulation. Solche Geschwüre kommen nicht zur Heilung, und zerstören die Gebilde nach innen. Wir beobachten dieses an alten Geschwüren der untern Extremitäten bei Dyscrasie der Säfte u. s. w. an venerischen, impetiginosen, scrophulösen gewöhnlich breiten Geschwüren, welche das Zellengewebe bis in die Tiefe zerstören. Diese Geschwüre trotzen oft der besten Kunst, auch versuche man es nie, sie bloß äußerlich zu heilen. Diesen phagadänischen, cacochymischen Geschwüren liegt immer eine specifike Materia pecans zum Grunde; welche nach den Gesetzen der Kunst gehoben werden muß.

Die Antimonialpräparate der Aethiops mineralis, antimonialis, das Quecksilber, das Zittmannsche Dekokt, so wie die Species decocti lignorum leisten hier sehr viel; damit muß eine zweckmäßige chirurgische Behandlung verbunden werden; die Thedenschen Einwickelungen, so wie die Cirkelpflaster, die englische Methode, stehen hier oben an. Wir verweisen junge Aerzte auf eine Schrift über diesen Gegenstand, die viel praktisch brauchbares enthält: Dr. Weinhold, die Kunst, veraltete Hautgeschwüre zu heilen, zweite Auflage 1810. — Bemerken wollen wir noch, daß bei sehr empfindlicher Haut, bei Hautausschlägen, die Cirkelpflaster nicht immer vertragen werden, und daß dann die Thedenschen Einwickelungen den Vorzug verdienen. Nicht selten wirkt der Verband mit trockener Charpie, welche vorher in einer Sublimatauflösung getränkt und wieder getrocknet wurde, sehr viel. Man siehe Hufel. J. 1822. Septemberh. Freiherr von Wedekind über die Anwendung des Sublimatwassers S. 58. u. s. w. — Wie viel in bösartigen Geschwüren die wieder hervorgerufene Hungerkur, welche die Alten sehr gut kannten, leistet, hat die neuere Zeit abermals bewiesen.

In Verbindung mit dem geeigneten innern Heilplan leistet bei Fußgeschwüren folgende Salbe in vielen Fällen ungemein viel: R. Flor. Zinc. Sem. lycopod. ana dr. sem. Unguent. pomad.

unc.

unc. 1. f. leg. art. unguent. Gegen arthritische Geschwüre wird ein Breiumschlag aus arabischem Gummi mit Campher, mit zweckmäßigen innern Mitteln, nicht wenig heilsam wirken.

5.

Den Unterschied der Schmerzen in der Seite, der Brust und in andern Theilen, muß man wohl in Acht nehmen.

Ganz einfach; denn es ist ein großer Unterschied zwischen einem entzündlichen, zwischen einem krampfhaften, zwischen einem rheumatischen und zwischen einem Schmerze, der von Blähungen u. s. w. verursacht wird. Die Natur des Schmerzes muß also der Arzt kennen.

6.

Die Fehler der Nieren und die Beschwerden der Harnblase werden bei alten Leuten schwerlich geheilt. —

Ein durch die Erfahrung hinreichend bestätigter Satz. — Dieses System wird im Greisenalter überhaupt alsbald sehr beeinträchtigt. Selten werden die Krankheiten dieser Organe im

Greisenalter vollkommen gehoben. Alte Leute leiden besonders häufig an Verdickung der Häute der Urinblase, Verhärtung der Prostata, an Blasenhämorrhoiden, Steinen, Lähmung der Blase, und nicht selten entsteht auch das beschwerliche Uriniren von der sich allmählig verkürzenden Rükkenwirbelsäule, wodurch dann nachtheiliger Druck auf die Cauda equina ausgeübt wird. Hier empfehlen wir jungen Aerzten ganz besonders das Studium der Abhandlungen von Sömmering, über die tödtlichen Krankheiten der Harnblase und Harnröhre, zweite Auflage 1822; Lentin, Krankheiten der Harnblase der Alten, dessen Beiträge zur Arzneiwissenschaft, 3. Buch. S. 33. Wichmanns Ideen zur Diagnostik 3. B. S. 5 von den verdickten Häuten der Harnblase und von der vergrößerten Prostata. — Abhandlungen über die Krankheiten der Harnröhre und Harnblase von Carl Bell, übersetzt durch Shaw 1821. Das 6. Cap. der Krankheiten des Unterleibs von Pemberton, übersetzt durch von dem Busch 1817.

Die Anwendung der Magnesia gegen Harnsäure kennen unsere Leser. Sie soll aber nur die Bildung des harnsauern Sandes, welcher roth ist, hindern. Die meisten Steine enthalten aber einen aus Harnsäure bestehenden Kern. Die Mineralsäuren haben sich ebenfalls als solche Mittel Ruf erworben. Diese Erfahrungen kannten die alten Aerzte schon sehr gut. Es ist ferner keinem Zweifel unterworfen, daß das Kirschlorbeerwasser gegen Steinbildung ein sehr bewährtes Mittel ist; die Aerzte der alten Welt, so wie die älteren Aerzte der neuen kannten die große Wirkung der bittern Mandeln in dieser Beziehung sehr gut. Ich habe alles dieses in meinen Vergleichungen älterer und neuerer Schriftsteller in Hufel. Journ. nachgewiesen. Auch gehört hierher der Gebrauch des Geilnauer Wassers. Man siehe darüber Ambrugers Beobachtungen über dieses Wasser 2 Aufl. 1809 und Gräfe darüber Hufel. Journ. 1811 Februar S. 115. und Hufeland's Heilquellen Teutschlands. Astley Cooper hat ein Dilatatorium zur Ausziehung der Blasensteine in Vorschlag gebracht. Auch gehört hierher Civiale's Beseitigung des Blasensteins ohne Steinschnitt. Froriep's Notizen für Natur- und Heilkunde 7. B. S. 135 und Hufeland Journ. Octob. 1824 S. 120. Davon spricht schon ausführlich Prosper Alpin de Medic. Aegypt. C. 14. — Hier wollen wir auch der Einreibung des Kali hydriodinicum bei Vergrößerung und Verhärtung der Prostata, als eines der ersten Mittel gedenken. —

7.

Schmerzen und Geschwülste des Unterleibs mit Aufgetriebenheit derselben sind gelinder, die ohne Aufgetriebenheit heftiger.

Indurationen und scirrhose Verhärtungen der Drüsen des Unterleibs, so wie der Leber, der Milz, des Pankreas, sind bei gänzlicher Eingezogenheit der Bauchdecken bei einem ganz eingefallenen Leibe sehr schlimm, und man darf annehmen, daß solche Zustände das Leben bald untergraben. Auffallend ist dieses bei der Atrophie der Kinder. Bei chronischen Leber= Milz= und Gekrösdrüsenleiden, wenn der Unterleib etwas aufgetrieben ist, darf man immer Hoffnung zur Genesung hegen, wenn sich ein guter Curplan zu guter Diät gesellt.

Heftige Schmerzen des Unterleibs, wobei derselbe sich hart und eingezogen anfühlt, sind immer im höchsten Grade insidiös. Solche Zustände werden durch gänzliche Verhärtung der Drüsen und der drüsichten Organe des Unterleibs, so wie durch vollkommene Lähmung der Gefäße und Einsinkung ihrer Wände bedingt. Auch bedeutend beeinträchtigte Organe des Unterleibs, z. B. Leber, Milz, gestatten das Leben oft sehr lang, wenn damit eine gewisse Völle des Unterleibs verbunden ist.

Es ist ein Zeichen von noch vorhandenem Turgor vitalis, von Leben und Thätigkeit in den Gefäßen und im Darmkanale selbst. Hier ist freilich nicht die Rede vom Meteorismus nach Gangräna, oder in bösartigen Fiebern. Man vergleiche den 35. Aphor. des 2. B.

8.

Geschwüre, die am Körper der Wassersüchtigen entstehen, heilen nicht leicht.

Es ist wohl sehr einleuchtend, daß bei einer bedeutend verminderten Plastik des Blutes, bei einem cachectischen Zustande der festen Theile, Geschwüre nicht leicht heilen werden. Solche Beobachtungen entgehen keinem Arzte. Wir verwerfen auch alle Scarificationen der untern Extremitäten bei Wassersüchtigen.

Die Erfahrung hat gezeigt, daß dieses ein ganz zweckwidriges Heilverfahren ist. Leider sieht man solche Mißgriffe, die auf unrichtigen Grundprincipien der Kunst, auf nicht umsichtig angestellten Beobachtungen beruhen, nicht so ganz selten machen. Sehr richtig sagt schon Heurnius: Cave ergo tu ne cauteria inuras hydropicorum facile corporibus. Novi hoc evenisse in Doctore celeberrimoque Medico ultrajectino: qui cum ab aqua fatigaretur, inuri suis cruribus ulcera jussit, at illa mox in gangraenam abibant, ac hominem abripiebant.

Es kann wohl leichte Wassersuchten, z. B. von plötzlich verschwundenen Ausschlägen herrührend, geben, wo Einschnitte als Hautreitze wirken. In der Regel sind sie nicht angezeigt, und immer sehr zweideutig.

9.

Breite Ausschläge, die aber nicht sehr jucken, heilen schwer.

Ineinander fließende Pusteln, Ausschläge, die eine breite Fläche darstellen, heilen in der Regel nicht so leicht, als Pusteln, die mehr isolirt stehen, und mehr begrenzt sind. Man gehe nur die verschiedenen Arten von Flechten durch. Eben so trotzen chronische Ausschläge, die nicht sehr jucken, mehr der Kunst, als solche, welche ein Beißen verursachen. Auch die hitzigen Exantheme sind um so gefährlicher, jemehr sie zusammenfließen, und sich ausbreiten. —

10.

Wer Kopfweh hat, und an heftigen Schmerzen im ganzen Umfange leidet, der wird von dem Uebel befreit, wenn ihm Eiter oder wässerichte Feuchtigkeiten oder Blut aus der Nase, oder aus dem Munde oder aus den Ohren fließt. —

Es ist eine bekannte Erfahrung, welche heftigen Schmerzen Abscesse und Geschwüre in den Stirnhöhlen, in den Nasenhöhlen, in dem Antrum Highmori, an der Gaumendecke, in der Eustachischen Röhre verursachen. Oeffnen sie sich glücklich, nun so wird das Uebel gehoben. Diese Geschwüre sind sehr häufig herpetischer, rheumatischer, scrophulöser Art. Wie häufig sie in unserer Zeit syphilitisch sind, bedarf keiner Erwähnung; wo dann freilich das Uebel eine Radicalcur erfordert, u. s. w.

11.

Den Melancholikern und denen, welche von Nierenschmerzen heimgesucht werden, sind Hämorrhoiden heilsam. —

Die Hämorrhoiden erleichtern oft die Schmerzen, welche von Nierensteinen herrühren. Nicht selten werden aber auch Molimina haemorrhoidum, die oft mit heftigen Lendenschmerzen auftreten, mit Nierenschmerzen verwechselt. Wir werden den Inhalt dieses Aphorismus beim 21. weitläufiger besprechen.

12.

Wenn bei der Behandlung langwieriger Hämorrhoiden aller Abfluß gehemmt wird, so lauft der Kranke Gefahr, in Wassersucht oder Schwindsucht, oder in Seelenstörung zu verfallen.

Die Hämorrhoiden sind ein Symptom. Sie sind eine von der Natur veranstaltete Abhülfe für Stagnationen in den Gefäßen des Unterleibs, vorab der Milz und der Leber. Sie vermindern die überwiegende Venosität. Nichts ist verwegener, als sie äußerlich und auch innerlich mit Abstringentia zu heilen. Man suche die Stockungen dieser Theile zu lösen, die Fehler der Leber, der Milz zu heben, zu mindern, die Verdauung herzustellen, die ganze Lebensweise zu reguliren, so wird ihr zu starker Fluß gemindert werden. Der aufmerksame Beobachter, der besonnene, nüchterne Arzt, wird nie, was man schlechtweg zu sagen pflegt, diesen Fluß stopfen. Es werden noch immer solche kecke heillose Spiele mit dem Leibe des armen Kranken getrieben.

Wahrlich, wahrlich, der Leib eures Bruders ist keine Zielscheibe für eure Experimentirlust!

Nicht ohne Grund haben die Alten diesen Fluß die goldene-Ader genannt. In ihrer Benennung liegt überhaupt tiefer Sinn. Das Cito in dem Heilverfahren bringt oft vermeinten Ruhm, aber der klare Geist, und das edle Gemüth haben immer das Tute unverrückt im Auge. —

13.

Bekommt einer, der am Schluchzen leidet, Niesen, so hebt es denselben.

Das ist wohl physiologisch sehr einleuchtend. So wird auch der Schluchzen durch künstlichen Reitz in der Nase gehoben. Der Arzt Eryxima-chus rathet dem Aristophanes in Platos Gastmal, der in der Rede durch Schluchzen unterbrochen wird, an, die Nasenlöcher zu kützeln. — Niesen ist aber auch in manchen Seuchen und in der Leberentzündung ein böses Zeichen. So starben in der Pest, welche im Jahre 581 wüthete, die Kranken gewöhnlich, wenn sie zu niesen anfingen. Von dieser Zeit her, datirt sich unser „Gott helf!“

So erzählt Siffridus von Meißen in seiner Chronik.

14.

Wenn den Wassersüchtigen das Wasser durch die Adern in den Bauch fließt, so wird die Krankheit gehoben.

Die geringen Kenntnisse des Hippokrates in der Anatomie im Auge habend, sieht man sogleich, daß er damit nichts anders sagen wollte, als, wenn sich das Wasser in den untern Theil des Darmkanals ergießt und ausgeleert wird, die Krankheit gehoben wird. Die Wassersucht wird nicht selten durch den Abgang vieler wässerichten Darmausleerungen gehoben, wiewohl die vermehrte Uringbsonderung häufiger die Krankheit hebt; doch entscheidet sie sich auch manchmal durch Schweiße und Erbrechen. Selle sagt: „Aqua frequentissime evacuatur per urinam, tum per dejectiones alvi et vomitum, ac denique nonnunquam per sudorem. Natura hic pro duce est habenda, et via illa eligenda, ad quam ineundam ea inclinat, quod mox e modo remediorum operandi animadverti potest. Medic. Clinic. p. 263.

In den Wassersuchten, welche die Natur durch flüssige Darmausleerungen entscheiden will, ist das Elaterium, das Extractum Momordicae Elaterii, daß die alten Aerzte mit gutem Erfolge sehr häufig gebrauchten, ein wirksames Mittel. In Ettmülleri op. medic. T. I. p. 58. lesen wir: speciatim purgans est admodum violentum, efficaciter ac copiose exterminans; unde in hydrope, inprimis ascite, ubi liquamina ista serosa ac aquosa veniunt educenda, specifice convenit; cum etiam, teste experientia, ex cavitate abdominis soleat evacuare serum vel lympham hydropicorum *). Heberden sagt in seinen Commentarien: „Man muß die heftig abführenden Mittel nicht hartnäckig fortsetzen, wenn es nicht klar hervorgeht, daß die Kranken dadurch erleichtert werden. Wo der Wassersüchtige im Stande ist, ein so starkes Mittel zu ertragen, pflegte ich ihm ein bis zwei Gran Elaterium zu geben, das bequem in einem Eßlöffel voll verdünnten Weingeistes genommen wird. Wenn dieses keinen ungewöhnlichen Aufruhr erregt, und der Unterleib vieles Wasser ausleert, so muß man es auch alle vier Tage des Morgens geben, bis alle überflüssige Feuchtigkeit

*) Man vergleiche Sydenham Tract. de hydrop.

fort ist; an den Tagen aber, wo nicht purgirt wird, wird man ein bitteres oder aromatisches Mittel nehmen müssen." Daß man bei großer Auflösung der Säfte, bei großer Abnahme der Lebenskraft keine starke Abführungsmittel geben müsse, ist eine sehr richtige Cautele von Quarin, dessen prakt. Bemerk. über verschiedene Krankheiten. S. 157.

15.

Ein zu einem langwierigen Durchfalle hinzukommendes freiwilliges Erbrechen hebt den Bauchfluß.

Die Natur bewirkt eine der vorhergegangenen Bewegung des Darmkanals gerade entgegengesetzte *). Die Erfahrung hat uns gelehrt, daß durch den Gebrauch der Ipecacuanha, wenn sie einigemal Erbrechen erregt hat, nicht selten langwierige Durchfälle gehoben werden. Auch wirkt

*) Bei der Dysenteria ist ein hinzukommendes Erbrechen gewöhnlich ein sehr schlimmes Zeichen; der treffliche Bagliv sagt daher: „Vomitus dysentericis superveniens periculosus est. L. c. p. 109. Omnes dysenteriae, quae incipiunt cum nausea et deinde supervenit vomitus, omnes pene lethales fuerunt. p. 110."

sie schon in kleinen Dosen, weil sie die allzu starke peristaltische Bewegung des Darmkanals mindert. Heurnius sagt zu diesem Aphorismus sehr richtig: Solvitur morbus revulsione et motu intestinorum contrario priori, alioque rapta materia. Imitandum igitur est hoc remedium.

Die Ipecacuanha, die Nux vomica, das Opium, sind die vorzüglichsten Mittel, die allzu große Sensibilität des untern Theils des Darmkanals zu heben.

16.

Wenn sich bei einem von einem Seitenstiche oder von einer Lungenentzündung heftig ergriffenen Kranken ein Durchfall einstellt, so ist's böse.

Die Erfahrung bestätigt im Allgemeinen die Richtigkeit dieses Lehrsatzes. Es kommt zwar hier auch auf die qualitative Art der Entzündung an. Bei gastrischer, gallichter Complication erleichtert ein leichter Durchfall nicht selten das topische Leiden, bei weitem in den meisten Fällen dieser Art aber tritt kritisches Erbrechen ein. Ist das Leiden rein entzündlich, catarrhalisch, rheumatisch, so verzögert schon ein mäßiger Durchfall die Crise, und wenn er anhält, wird er sehr gefährlich; eigentlicher Durchfall beim ächten Seitenstiche ist also ein sehr insidioses Zeichen. Baglivsagt daher S. 178.: Qui laborant alvi fluxu in pleuritide, plerumque intereunt. Offner Leib ist aber bei den Entzündungen des ganzen Apparats der Respiration heilsam.

17.

Bekommt Jemand, der an Augenentzündung leidet, den Durchfall, so ist's gut.

Wir wissen, wie viele Augenleiden von gastrischen, von atrabilarischen Stoffen, und durch Wurmreitze bedingt werden; ja die Amaurosis, oder besser, die Amblyopia symptomatica gastrica, atrabilaria, ist gar nicht selten. Wenn nun die Natur in solchen Fällen selbst einen Bauchfluß veranstaltet, so kann das nicht anders als sehr heilsam auf die Augen wirken. Die Ophthalmoblennorrhoea der Kinder, Ophthalmia neonatorum kann man gar nicht heilen, wenn man nicht auflösende Abführungsmittel mit den Augensalben verbindet. Wie groß der Rapport zwischen den Augen und den Organen des Unterleibs ist, entgeht keinem guten Beobachter.

Klar wird diese Erscheinung durch die Untersuchung von Fontana und Ribes, nach welchen sich Fäden von Ganglion caroticum an die Augenpulsader begeben, welche alle ihre Zweige, selbst die Pulsadern der Netzhaut, geflechtartig umstrikken, dadurch also mit der Retina in Verbindung *) stehen, und sich durch einen Zweig mit dem Linsenknoten, dadurch also mit dem ersten Aste des fünften Nervenpaares, und dem dritten Paare verbinden, und da auf diese Weise der Linsenknoten mit dem Zellknoten, und dadurch mit dem ganzen Ganglionsystem auf eine beständige Weise in Verbindung steht, so betrachtet man diesen Knoten und die aus ihm tretenden Ciliarnerven als Theile des Gangliennerven.

Die Ciliarnerven, ungefähr 20 an der Zahl, durchbohren die harte Haut, verlaufen einige Li-

*) Eine angebliche unmittelbare Nervenverbindung zwischen dem Ganglion ophthalmicum und der Retina will Hr. Dr. Franc. Fodero zu Neapel aufgefunden haben, daß ein Fädchen von dem nämlichen Ganglion kommend und mit eben den Ciliarnerven verbunden — weit entfernt nach Art dieser Ciliarnerven die Sclerotica zu durchdringen und dann zwischen dieser und der Choroidea zu laufen — durch die Choroidea drang, und darauf mit der Retina, an einer wenig Linien von Sömmering's Flecken entfernten Stelle anastomosirte Froriep's Notizen 9. B. S. 3C4.

nien weit in dieser, treten dann zwischen sie und die äußere Fläche der Aderhaut, erscheinen an der vordern Fläche der Blendung, wo sie die weißeren, zusammen strahlenden Fächer derselben bilden, in deren Verlaufe sich rundliche Anschwellungen, vielleicht Knoten befinden. Aus der Verbindung dieser Nerven und besonders auch des ersten Astes des fünften Paares mit den Ganglienrerven lassen sich die Augenentzündungen, die als sympathische Folgen zu gastrischen Leiden hinzutreten, erklären. —

18.

Eine bedeutende Verletzung der Harnblase, des Gehirns, des Zwerchfells, des Herzens, eines dünnen Darms, des Magens und der Leber ist tödtlich.

Ich weiß nicht, warum man über diesen Satz so verschiedenartig gestritten hat; in der Regel sind diese Wunden tödtlich; sie sind freilich nicht alle absolut tödtlich; Hippokrates sagt mit dem θανατῶδες an vielen andern Stellen nichts anders, als die Sache ist höchst gefährlich. So pflegt man auch zu sagen, die Pest ist eine tödtliche Krankheit, obgleich nicht alle Kranken daran sterben; man will nur damit die große Gefahr bezeichnen. Hippokrates hat hier auch nicht als gerichtlicher Arzt ein unfehlbares Dogma aussprechen wollen.

19.

Wird ein Knochen, Knorpel, eine Sehne, die dünne Wand der Wange, die Vorhaut durchhauen, so wachsen sie weder nach, noch auch zusammen.

Es ist wahrscheinlich, daß dieser Satz nicht ächt Hippokratisch ist *). Die Erfahrung hat ihn längst widerlegt. Die Chirurgie war aber damals noch in ihrer Kindheit. Unmöglich kann aber einem so scharfen Beobachter die Wiedererzeugung der Knochen, Knorpel, entgangen sein; wenn wir auch annehmen wollten, daß er die immer sehr langsam vor sich gehende Vereinigung durchhauener Sehnen, die Heilung einer durchhauenen Wange mit Verletzung des Ductus Stenonianus nicht sollte beobachtet haben.

20.

Wenn sich Blut in eine Höhle widernatür-

*) Es blickt hier die Theorie von den Partibus seminalibus hervor.

lich ergießt, so muß es nothwendig in Eiter übergehen. —

Wenn die Kunst bedeutenden Blutextravasaten nicht abhelfen kann, so geht das Blut in eine Art von Jauche über, es versetzt die benachbarten Theile in eine erysipelatose Entzündung, es entsteht schlechter Eiter, Verschwärung. Die Erfahrung hat aber auch gezeigt, daß weniges ausgetretenes Blut aufgesogen wird. Wir wollen uns hier bei bekannten Gegenständen der Chirurgie nicht aufhalten. Man muß hier im Auge haben, daß es auch gar nicht lange her ist, daß wir über Eiterbildung richtige Begriffe haben.

21.

Wenn bei Wahnsinnigen Krampfadern oder Hämorrhoiden entstehen, so wird dadurch der Wahnsinn gehoben.

Man vergleiche diesen Aphorismus mit dem eilften. Wie häufig Stockungen in den Gefäßen der Milz und der Leber die Ursache der Melancholie und des Wahnsinns sind, ist hinreichend bekannt; so wie, daß dieselben durch Hämorrhoiden sehr häufig gemindert und oft ganz gehoben werden. In den meisten Leichnamen, die im Leben an Melancholie oder anderen Seelenstörungen litten, findet man Stagnationen im Pfortadersystem, und eine krankhafte Beschaffenheit der Leber und Milz *). Gar nicht selten hat man auf plötzliche Unterdrückung der Hämorrhoiden Seelenstörungen mancherlei Art, Schwermuth, Visionen **) u. s. w. entstehen sehen. Man vergesse hier nicht, daß der Vagus vorzüglich die Leber mit seinem Bauchtheile versieht. Darum hat sich auch die resolvirende, ausleerende Methode in diesen Krankheiten von je her durch glücklichen Erfolg ausgezeichnet. — Es ist merkwürdig, daß man bei Melancholikern, wo Sinnestäuschungen des Gehörs und Ohrensausen vorkommen, immer auf Leberleiden schließen darf. Der Rapport zwischen dem Gehörsinn und der Leber ist sehr auffallend. Der Ursprung des Nervus acusticus und des Vagus fällt in dem Gehirn in dem verlängerten Hirn-

---

*) Dr. Hinze fand bei 14 Selbstmördern die Milz in einem krankhaften Zustande. Hierher gehören auch die merkwürdigen Erfahrungen von Pichard und Cheyne, bei der Section 400 Wahnsinniger fand man eine krankhafte Beschaffenheit der Leber.

**) Hierher gehört die merkwürdige Geschichte einer sonderbaren Geistererscheinung. Hufelands medic. Schriften 2. Theil S. 376.

marke beinahe zusammen. — Ich will hier eine merkwürdige Stelle aus dem dritten Theile der van Swietenschen Commentarien zu Boerhaves Aphorismen S. 525 anführen: Memorabilem casum habet Schenkius (Lib. I. p. 142.) de fabro aerario, qui vigesimo septimo aetatis anno maniacus factus, per aliquot menses catenis vinciri debuit, ne sibi vel aliis noceret: ortis vero varicibus nigro sanguine multum distentis in cruribus, ad sanam mentem rediit. Verum manebant illae varices per plures annos, et per intervalla satis acriter dolebant; simulque tunc recidivam minantis maniae aliqua signa aderant; quae cavebatur tamen, dum tumentes varices inciderentur.

22.

Schmerzen, die sich vom Rücken gegen die Ellenbogen hin erstrecken, hebt der Aderlaß.

Solche Sätze können in Wahrheit nicht commentirt werden. Dieser hier enthält die Aufzeichnung eines vagen Symptomes, das wohl die Indication zu einem ernsthaften Mittel, wie der Aderlaß ist, nicht geben kann. Ich bin für meine Person überzeugt, daß solche Sätze nicht vom Meister ausgingen.

23.

Furcht und Traurigkeit, wenn sie lange anhalten, sind ein Anzeichen von Melancholie *).

Reitzbare Menschen, die viel sitzen und studiren, leiden oft an einer periodischen Pusillanimität, eben so an Furchtsamkeit und Wehmuth, die aber alsbald wieder vorübergehen, ja jeder Mensch hat vielleicht Stunden in seinem Leben, wo er ohne sichtbare Veranlassung in solche Stimmungen verfällt. Sehr schön sagt Heberden: „Es giebt sehr wenige, oder vielmehr gar keine Menschen, denen eine quälende Schwermuth unbekannt bleibt, und die nicht einmal, ohne irgend eine offenbare Ursache, diejenige Niedergeschlagenheit des Geistes fühlen, welche alle ihre Arbeiten und Anstrengungen mit Nebel und Traurigkeit umschleiert, indem sie fast überall ihre Hoffnungen, unter einer kaum erträglichen Angst, in Verzweiflung umschafft. Dieser Zustand der menschlichen Seele scheint mir bei dem männlichen Geschlechte der Anfall der Hypochondrie, bei dem weiblichen der der Hysterie zu sein. Wo er leicht ist, und bald vergeht, und von andern nicht bemerkt wird, gedenkt der, so ihn

*) Ein ähnlicher Satz kommt in den koischen Vorhersagungen vor.

aussteht, nicht lange daran; ist er heftiger, kommt er leicht wieder, und dauert lange, so weiß ich nicht, ob er nicht mit Recht zu den größten Uebeln des Lebens gezählt wird; denn kein anderer verstopft und verdirbt mehr alle Quellen der Freude. Dieses Ungethüm ist gleichsam der Traum eines Wachenden, worin der Mensch, ob er gleich gesund ist, sich von den Zufällen aller Krankheiten gemartert glaubt, und ob er gleich unschuldig ist, von Schreckbildern erfüllt wird, als wenn er sich aller Verbrechen bewußt wäre."

Die so mancherlei Geistes- und Gefühls-Alienationen, die zwischen den Punkten Hypochondrie und Melancholie zwischen inne liegen, kann man nach Graden und bestimmten Umrissen nicht bezeichnen. Genie und Erfahrung müssen den Arzt hier leiten. Wir haben über diese Gegenstände schon in früheren Abschnitten gesprochen, wohin wir auch hier verweisen. Bei der Behandlung wollen wir aber das Principiis obsta empfehlen.

Opprime, dum nova sunt, subiti
Mala semina morbi.

Ovid.

24.

Wenn irgend ein dünner Darm durchschnitten wird, so wächst er nicht wieder zusammen.

25.

Wenn sich das Erysipelas von den äußern auf innere Theile wirft, so ist das nicht gut, wenn es sich aber von den innern auf die äußern zieht, so ist es gut.

Jeder Arzt weiß, wie gefährlich die Versetzung des Rothlaufs auf innere Theile ist, namentlich gilt das von der Gesichtsrose, die so gern die Gehirnhäute zu dem Ende wählt. Wenn aber die Entzündung die innern Theile verläßt, und auf den äußeren Theilen erscheint, so ist das bekanntermaßen ein recht günstiges Ereigniß. Dieses Wandern lieben vorzüglich die erysipelatosen Entzündungen, die gallicht-nervös-entzündlichen Affectionen. Ich habe unter der unvergeßlichen Leitung meines hochverehrten Lehrers, des Freiherrn von Wedekind, im Kriegslazarethe zu Mainz zwei Soldaten behandelt, welche an der erysipelatosen Entzündung des Magens litten; die Unglücklichen litten Tag und Nacht die quälendsten Schmerzen, sie brachen die kleinsten Dosen Moschus sogleich wieder aus, die zweckmäßigsten äußern Arzneimittel verschafften keine Erleichterung. Als ich den dritten Tag Abends die Stunde im Saale machte, fand ich den Einen zu meinem Erstaunen ganz ruhig; ich dachte, er schicke sich nun zur großen Reise an. Allein ich fand alle Symptome gut; der Kranke klagte keinen Magenschmerz mehr, und gab einen brennenden Schmerz auf dem rechten Oberarm an; es zeigte sich daselbst ein ziemlich großes Erysipelas; — dieses wurde mit der größten Sorgfalt gepflegt, der Kranke verließ alsbald das Spital. Bei dem zweiten zeigte sich diese Erscheinung am dritten Tage im Nacken. Er genaß nach mancherlei gastrischen Beschwerden langsam. Die Kranken, welche vom Schlachtfelde kamen, wußten sich nicht eines etwa vorhergegangenen äußern Rothlaufs zu erinnern. Im Pulverdampfe werden aber kleine Leiden gar nicht bemerkt.

Bei dieser Gelegenheit wollen wir auch ein Bekenntniß wiederholen: daß uns Wissen und Gewissen nicht erlaubt, das Erysipelas mit kalten Umschlägen zu behandeln.

26.

Wenn sich in Brennfiebern Zittern einstellt, so hebt sich das Delirium.

Ich bin nicht gemeint, diesen Satz mit Schuldialektik, die nach Galen's Commentar von einigen

gen nachgemodelt wurde, zu begleiten. Man beobachtet bei sehr heftigen Fiebern mit phrenitischen Zufällen, wenn sich die Krankheit von ihrer Höhe zur Krise hinneigt, wo dann die phrenitischen Zufälle nachlassen, gemeiniglich ein sich einstellendes längere oder kürzere Zeit dauerndes Zittern. Solche gewaltige febrilische Affectionen hinterlassen immer große Sensibilität und Irritabilitätsschwäche. Anders kann ich wenigstens diesen Satz nicht verstehen. Jeder, der viele Kranke gesehen hat, wird mit mir einverstanden sein. Daß aber phrenitische Zufälle in sehr heftigen Fiebern mit Zittern vergesellschaftet vorkommen, darüber belehrt uns die Erfahrung am Krankenbette täglich. Celsus hat nun gar diesen Satz ganz mißverstanden. Lib. 2. Cap. 8. Er hat das Pferd beim Schweife gezäumt.

27.

Wenn Leute, die an Vereiterungen oder Wassersuchten leiden, gebrannt oder abgezapft werden, und es fließt sehr viel Eiter und Wasser auf einmal aus, so sterben sie. —

Ein so copioser Ausfluß bei künstlichen Eröffnungen zeigt eben einen hohen Grad der Krankheit, und bei tief liegenden Vereiterungen namentlich eine große Zerstörung des Gebildes an; die Beobachtung lehrt, daß diese Kranken gewöhnlich sterben Bei der Wassersucht pflegt es nur langsamer zu gehen. Die Paracenthese ist ohnedies nur ein Palliativmittel, sie kann aber bei übrigens adäquater Hilfe und bei noch guter Lebenskraft und Beschaffenheit des Organismus allerdings auch ein gutes Adjuvans abgeben. Nur sorge man, daß die Entleerung nicht zu schnell geschehe, und für gelind drückende die Theile gleichförmig zusammenhaltende Bandagen.

28.

Die Castraten bekommen weder das Podagra, noch Kahlköpfe.

Wenn Hippokrates wirklich diesen Lehrsatz niedergeschrieben hat, was ich zu bezweifeln sehr geneigt bin, so sind ihm unter den Castraten keine Podagristen und keine Kahlköpfe vorgekommen. Die Erfahrung hat diesen Satz widerlegt, wie auch schon Galen sehr richtig bemerkt hat. Wie es mit den Kahlköpfen der Castraten aussieht, weiß ich nicht, ich habe außer einem einzigen entmannten Sänger, den ich als Knabe sah, keinen Verschnittenen gesehen. Daß aber Theophrastus Paracelsus, der in seiner Kindheit von einem

Schweine entmannt wurde, eine sehr große Glatze hatte, ist bekannt. — Galen sagt: „Caeterum Eunuchos podagra non laborare, Hippokratis quidem tempore verum erat, nunc vero non amplius, tum propter nimium otium, tum simul victus intemperantiam. Talis enim est eorum desidia, tanta ingluvies et crapula, ut etiam absque veneris usu corripi possint Podagra. — Man sehe ferner, was van Swieten in seinem Commentar zu Boerhaave's Aph. T. 4. §. 1255. sagt. —

29.

Ein Weib leidet nicht am Podagra, wenn ihre Menstruation nicht schon aufgehört hat.

Die Erfahrung bestätigt dieses nicht. Doch mag sich dieser Satz ganz einfach erklären lassen. Vor dem vierzigsten Jahre bricht die Gicht in der Regel nicht aus, nach dem vierzigsten Jahre verlieren die Weiber ihre Menstruation. Demnach hatte Hippokrates das Podagra bei den Weibern nur nach dem Aufhören der Menstruation beobachtet. Die Gicht ist bei den Frauen überhaupt seltner. Ich für meinen Theil suche den Grund darin, weil sie in der Regel züchtiger und mäßiger leben als die Männer. Und gar die tugend-

samen, stillen Griechinnen! „Certum est, viros frequentius mulieribus podagra laborare, non tamen omnino ab hoc morbo immunes sunt. Hippokrates dixerat: Mulier podagra non laborat, nisi ipsi menstrua defecerint. Sed certa observata docuerunt, quod et quasdam mulieres hic morbus invaserit, licet menstrua copia et tempore debitis fluerent. Frequentius autem hoc contingit, si morbus in familia haereditarius fuerit, rarius si ab aliis causis natus. Mores sui saeculi carpens Seneca (epist. 95) dixit: Non mutata foeminarum natura, sed vita est, nam cum virorum licentiam aequaverint, corporum quoque virilium vitia aequaverunt. Paulo post Hippokratem sic excusat: Quid ergo mirandum est, maximum medicorum ac naturae peritissimum, in mendacio prehendi, cum tot foeminae podagricae, calvaeque sint? Beneficium sexus suis vitiis perdiderunt: et quia foeminam exuerunt, damnatae sunt morbis virilibus." Und ferner: „Confirmantur haec et Sydenhami observatis, qui invenit, foeminas raro admodum podagra infestari, et tantum vetulas ac viragines, quae masculorum habitum amulantur. Caeterum observavit, graciliores, quae vel in adolescentia vel constanti aetate patiuntur symptomata podagram mentientia, vel hystericas fuisse, vel rheumatismo obnoxias et inde non satis curatas." Lesen wir in van Swieten Commentar. in Herrm. Boerhaav. Aphorism. T. 4. p. 290. §. 1255.

Ich habe das Podagra unter andern auch bei einer noch menstruirten, sehr frugal lebenden Dame, deren Mann in hohem Grade an Gicht und Podagra litt, beobachtet. In van Swieten Comment. in H. Boerhaav. Aphorism. T. 4. §. 1255. P. 299. lesen wir Observatum fuit aliquoties, uxores sanissimas, dum die noctuque maritorum podagricorum curam gerebant eodem morbo postea laboravisse, licet et multae aliae, quae eodem officio strenue perfungebantur, immunis manseriat. Ex dictis tamen videtur concludi posse, podagram imprimis inveteratam non carere omni contagii suspicione adeoque prudentiam dictare, ut illud caveatur.

30.

Ein Jüngling bekommt vor der Ausübung des Beischlafs das Podagra nicht.

Hippokrates kann damit wohl nichts anders sagen wollen, als er habe beobachtet, daß keusche

Jünglinge, die gewöhnlich auch in jeder Beziehung sittsam und frugal leben, vom Podagra nicht heimgesucht werden. Man trifft in der Regel bei Jünglingen die Gicht und das Podagra nicht an, wenn sie sich nicht in den Armen des Bachus wie Faunen, und in den Armen der Venus vulgo vaga wie Sperlinge zu den traurigsten Creaturen abgearbeitet haben. Freilich trifft man auch hin und wieder Unglückliche, die das leibhaftige Bild der Erbsünde sind!

Im späteren Alter verhält sich dieses aber anders; allerdings giebt es Menschen, die nüchtern lebten, und doch von der Gicht befallen wurden. Anhaltendes Studiren, anhaltendes Sitzen, Kummer und Sorge, Mangel an Lebensfreuden, u. s. w. disponiren dazu.

31.

Die Augenschmerzen vertreibt entweder der Genuß des Weins, oder das Bad, oder das Bähen, oder der Aderlaß, oder auch ein Purgiermittel.

Unmöglich kann unser Meister so etwas niedergeschrieben haben, und wenn auch die Herren Philologen die größte Stylähnlichkeit finden. Die verschiedenartigsten Mittel sind hier zusammengestellt, ohne alle Anzeige, wann und wie, und demnach ohne Werth. — Ich, für meine Person, kann mich nicht hergeben, alt- oder neu-Galenisch bei solchen Gelegenheiten zu interpretiren; bei Arbeiten dieser Art kommt für die Kunst nichts heraus. Ich grabe nicht gern nach Regenwürmern. Ueberhaupt hat Hippokrates auf ähnliche Art irgendwo therapeutische Vorschriften gegeben.

32.

Die Stammler bekommen sehr leicht langwierige Bauchflüsse *)

Im Novemberheft des Hufel. Journ. 1823 habe ich gesagt: „Die Untersuchungen, welche Hr. Wilson Philip über den Einfluß des Nervus vagus, welchen derselbe auf dem Magen und zunächst auf die Verdauung ausübt, anstellte, sind von größter Wichtigkeit. Er bewies denselben durch Durchschneidung des Stimmnervens an lebenden Kaninchen. Man sehe Frorieps Notizen aus dem Gebiet der Natur- und Heilkunde, 1. B. S. 50.

*) Galen sagt: „Si balbi alvi profluvio corripiuntur, longum potissimum est idem.“

130 und 215. In dieser Beziehung sind manche Stellen aus alten Aerzten sehr interessant. Hippokrates sagt Lib. 3. de diaeta §. 23. Vocis exercitatio a coena valde commoda est. Celsus sagt L. 1. C. 8. Si quis vero stomacho laborat, legere clare debet. Aetius serm. 3. C. 5. Vox egregie convenit stomacho laborantibus et acidum eructantibus. Und Antyllus (Oribasii collect. Moskauer Ausgabe 1808. p. 91.) Convenit vociferatio Stomachicis, vomentibus acidum ructantibus, aegre concoquentibus. Denjenigen, welche vom Alp heimgesucht werden, wäre nach Umständen vor dem Einschlafen vielleicht das Lautlesen anzurathen. Hippokrates sagt Lib. de insomniis §. 3. Vocis exercitio repletus utatur. Der Leser wird mir gern noch die Anführung einer interessanten Stelle aus Plutarch erlauben. Usus sermonis voce pronunciati quotidianus mirum dictu quam utile sit genus exercitationis non ad sanitatem duntaxat sed et ad vires, non quidem athleticas eas, sed quia principibus corporis membris, penesquae vitae potissimum facultas est, naturae robur verumque vigorem ingenerat *).

---

*) Auch Seneca sagt in seiner Epistola 78. de morbis suis etiam in juventute: et quid sid iis levan-

Das Stammlen ist bei vielen in einer fehlerhaften Stimmung des Vagus und des Solarsystems zu suchen. Sollte nicht eine Alteration des Vagus, welche das Stammeln in vielen Fällen bedingt, auch nachtheiligen Einfluß auf das Verbauungsgeschäft ausüben.

Also auch dem Beobachtungstalente unseres Urarztes ist der Rapport zwischen den Stimmwerkzeugen und dem Verdauungsprozesse nicht entgangen.

33.

Die saures Aufstoßen haben, werden nicht leicht von der Pleuritis befallen.

Wir verweisen hier auf den Commentar zum 11. Aph. vom 5. B.

34.

An den kahlköpfigen Leuten zeigen sich keine beträchtliche Krampfadern. Wenn aber bei den Kahlköpfen beträchtliche Krampfadern entstehen, so werden sie auch wieder behaart.

---

dis? — ut legas clarius, et spiritum, cujus iter et receptaculum laborat, exerceas.

Aus eigener Erfahrung weiß ich diesen Satz nicht zu commentiren, und wahrscheinlich wird es vielen Aerzten so ergehen. Merkwürdig ist es: daß die Haar-, Federn- und Pigment-Bildung im Verhältniß zur Venosität steht. Wir müssen hier auf die neueren Untersuchungen im Gebiete der Physiologie vorzüglich auf C. F. Heusinger Untersuchungen über die anomale Kohlen- und Pigmentbildung in dem menschlichen Körper u. s. w., so wie auf seinen früheren Abhandlungen über diesen Gegenstand in dem Meckelschen Archive aufmerksam machen. Diese neuern Entdeckungen der Physiologie im Auge habend, wird der denkende Arzt diesen Aphorismus äußerst merkwürdig finden.

35.

Wenn Wassersüchtige Husten bekommen, so ist das bös.

Sehr einfach; wenn sich zur Wassersucht Husten gesellt, so hat sich die Brustwassersucht bereits entwickelt, oder ist ganz im Anzuge. Nicht selten rührt aber dieser heftige Husten von bedeutenden Leiden der Leber her: darum lesen wir in dem herrlichen Baglio: Jecore affecto dolores ad jugulum e directo fiunt, tusses minanes, spirandique difficultates; Imo hydropes, qui ex morboso jecore pendent, vehementissimam, sed inanem tussim conjunctam habent, quae in aliis hydropum speciebus vix, aut nero apparet. De fibra matrice Lib. I. C. 10.

36.

Beschwerliches Uriniren hebt das Aderlassen, aber man muß die inneren Adern öffnen.

Sollte dieser Lehrsatz wirklich Hippokratisch sein, ob gleichwohl der Nachsatz ganz gegen alle Hippokratische Grundsätze streitet, so hat er doch für uns keinen Werth. Ihn, wie Galen zu interpretiren, nämlich Hippokrates meine, wenn es von Vollblütigkeit oder Phlogosis herrühre, sind wir nicht gesonnen. Wir haben alle Achtung vor Galens Wissen, aber seine Ultradialektik, wie seine sophistischen Künsteleien, sagen uns nicht zu. Wenn man sich in der Interpretation solche Freiheiten erlaubt, dann kann man aus schwarz weiß, und eben so umgekehrt machen.

37.

Wenn ein an Bräune Leidender äußerlich am Halse eine Geschwulst bekommt, so ist's gut.

Es bedarf wohl keiner besondern Auseinandersetzung, daß Metastasen und Metaschematismen der Art heilsam sind.

38.

Man thut wohl, bei denen, welche am verborgenen Krebse leiden, gar kein Heilmittel zu versuchen. Die, welche mediciniren, sterben geschwind, die aber, welche es nicht thun, leben viel länger.

Daß die Kunst den Krebs nicht zu heilen vermag, wissen wir nur zu viel. Jeder erfahrene Arzt weiß, wie nachtheilig allzu geschäftiges Künsteln hier wirkt. Der Gebrauch der Quecksilber-, der Arsenikpräparate und viele andere hochgepriesene Mittel haben den Tod nur beschleunigt. Bis jetzt hat strenge Diät und einige Palliativmittel, vorzüglich das Kirschlorbeerwasser mit der Thebaischen Tinktur die besten Dienste geleistet *). Von der Hungerkur ließe sich aber gewiß das Meiste erwarten; besonders im ersten Stadium der Krankheit, als Scirrhus. Gegen den letzteren wird man mit Umsicht und großer Vorsicht immer Arzneimittel versuchen müssen; die vorzüglichsten sind die Belladonna, der Schierling, der Kirschlorbeer, das Extractum calendulae of., die Jode; letztere als Kali hydrojodinicum in Salbenform zum äußerlichen Gebrauch. Nur lasse man nie die verhärtete Stelle selbst einreiben, sondern in der Gegend der benachbarten gesunden Drüsen. Die kranke Stelle lasse man in Baumwolle einhüllen. Sie ist das Noli me tangere. Dagegen erwartet sich Parkinson von der Anwendung der Kälte viel. Young will den Scirrhus durch Compressen und Druck heilen. Hamburg. Magazin für ausländische Literat. 3. B. 6. St. S. 459. Baumann giebt eine besondere Compo-

*) Rust empfiehlt den Gebrauch der oxydirten Eisenpräparate gegen den Krebs der Aufmerksamkeit der Aerzte; Richard Carmichael und Wolker empfehlen sie in gleicher Beziehung.

Das neue Hellmundsche Mittel ist eine Modification des Cosmischen Mittels. Man sehe darüber Harleß Rheinl. Jahrbuch B. 7, St. 8., S. 144., auch Frorieps Notizen 9. B. S. 287.

sition als äußerliches Mittel an. Dessen Schrift über den Krebs 1817. Fallot theilt mit, er habe den Scirrhus der Brust durch Application vieler Blutigel geheilt. Frorieps Notizen aus dem Geb. d. N. u. H. 2. B. S. 348. „Hr. Pons versichert, mehrere Krebsgeschwüre an der Brust und andern Stellen dadurch geheilt zu haben, daß er um den Rand des Geschwürs herum mehrere Tage bald hintereinander Blutigel von 4 bis zu 12 Stück jeden Tag ansetzen, dabei die Hungerkur anwenden, und die ersten Tage nichts als Auflösung von arabischem Gummi in Wasser, und nachher Fleischbrühe-Suppen genießen, das Geschwür selbst aber mit einem kalten erweichenden Kataplasma bedecken läßt." Daselbst 3. B. S. 127. Westring hat insbesondere das Extractum calendulae of. in starken Gaben empfohlen, womit die Einreibung von Goldsalz, in das Zahnfleisch verbunden ist; dessen Erfahrungen über die Heilung der Krebsgeschwüre, übersetzt von C. Sprengel, Halle 1817. — Auch das Sedum acre wurde auf's Neue angerühmt. Es sind gegen den Krebs noch viele Mittel empfohlen. Es ist immer ein schlimmes Zeichen, wenn gegen eine Krankheit gar viele Mittel empfohlen sind. — Mit der Exstirpation ist's eine mißliche Sache, weil er gewöhnlich in kurzer Zeit an einem verwandten Organ wieder zum Vorschein kommt; was auch wohl zu erwarten ist, weil das Uebel wohl nie rein local ist. Jungen Aerzten rathen wir ja die herrliche Beschreibung einer vollkommenen Exstirpation der scirrhösen Gebärmutter von Elias von Siebold 1824 zur Berichtigung der hin und wieder über Gebühr gepriesenen Sauterschen Schrift über diesen Gegenstand zu lesen. Die von Sauter operirte Person ist gestorben. von Siebold sagt in der angeführten Schrift sehr schön: „Der Fall ist mir ein neuer Beweis für eine früher aufgestellte Behauptung, welche auch Sectionen mir immer bestätigt haben, daß der Krebs der Gebärmutter nie lokales, sondern nur der uns deutliche Ausdruck eines allgemeinen Leidens des lymphatischen Systems sei *). Freilich muß man eine strumose und steotomatöse Degeneration der Gebärmutter, welche so sehr oft nach lang in dieser Höhle statt gehabten Afterbildungen entsteht, und selbst in Verschwärung übergeht, nicht für Cancer uteri halten. In welchen Fehler man sogar Aerzte, selbst bei Sectionen, verfallen sieht. —

*) Cancer exstirpatus ferro facile recrudescit, vel minimo nodulo remanente, vel ex sanguine infecto, fermento cancroso, vel in priore vel alia parte resurgente malo, sagt Klein in seinem Interpres clinicus p. 44.

Höchst interessant ist, was Scarpa in seiner Schrift über Krebs und Scirrhus Sullo Scirro e sul cancro 1821 sagt. Man siehe Frorieps Notizen N. 4. B. S. 71. und medicin. chirurg. Zeitsch. 1815. Febr. S. 294. Wir sind zwar nicht überall des Verfassers Meinung.

Daß wir nicht die Absicht hatten, alle gegen den Krebs empfohlene Mittel zu beleuchten, und zu würdigen, versteht sich wohl von selbst; nur auf einige wichtige Gegenstände wollen wir junge Aerzte aufmerksam machen. Vor allem wollen wir sie vor allzu kühnen Eingriffen ins Leben warnen.

Emollientia, emplastica, suppurantia, acria, excoriantia, vesicatoria, caustica ei applicata convertum in cancrum ulceratum, ergo vitanda.

Quam infelix ille, cui consciamens exprobat, quod tanta temeritate proximum in tanta mala projecerit!

Boerhaav.

39.

Der Krampf entsteht entweder von Ueberfüllung, oder von Erschöpfung, auf gleiche Weise auch der Schluchzen.

Mit aller Achtung vor den Bemühungen großer Aerzte um den physiologischen und pathologischen Theil des Nervensystems gesprochen, können wir das Innere, die geheimen Verrichtungen, in Beziehung auf das Wie dieses Systems, wie so vieler andern noch sehr unzureichend. Wir staunen z. B. über die so wunderbar mannigfaltige Construktion und Formation des Gehirns — was wissen wir von den Verrichtungen desselben, dem Einzelnen nach? u. s. w. In Wahrheit gesagt, die nächste Ursache, die eigentliche Wesenheit der Krämpfe: wir kennen sie nicht. Wir haben alle Ursachen, anzunehmen, daß sie durch anomalische Stimmung des Nervensystems bedingt werden, und daß das Muskelsystem überhaupt die Muskulatur der Organe die Bühne ist, auf der sie erscheinen. Die entfernten Ursachen können die verschiedensten sein. Nach diesen richten wir auch unsere Cur ein. — Da diese aber nicht immer entdeckt werden können; so muß die Frage, hab' ich es mit einem Subject zu thun, das reich oder arm an Lebenskraft, blutreich oder blutarm ist, u. s. w, immer der erste Vorwurf für die Forschungen des Arztes sein. Wir werden darnach die Wahl unserer Mittel einrichten müssen. Wie oft muß die streng antiphlogistische Methode der Anwendung der eigentlichen Sensibilität beschwichtigenden Mitteln vorausgehen. Ja, dieser Gesichtspunkt darf ja nicht aus dem Auge gelassen werden, wenn wir auch die entfernte Ursache entdeckt haben; wenn wir z. B. wahrgenommen haben, daß die hysterischen Zufälle einer verwittweten Dame, die das Gepräge eines vollsaftigen, üppigen weiblichen Baues und eines sanguinischen Temperaments an sich trägt, wo wir Orgasmus zunächst im Sexualsystem bemerken, von Saburral-Stoff in dem Darmkanal vorzüglich abhängen, so werden wir antiphlogistisch verfahren, zur Ader lassen, dann erst werden die Ausleerungen wirken, und die aufgeregte Sensibilität der Organe des Unterleibs und vorab die des Sexualsystems wird durch die beschwichtigenden Nervina besänftigt, und die angehäufte Sensibilität gleichförmig vertheilt werden u. s. w. Dieser Aphorismus ist ganz naturtreu, und ein Hauptschema für die Praxis. Hippokrates scheint vorzüglich die Krämpfe, die sich als Zuckungen äußern, im Auge gehabt zu haben; das erhellt aus dem Nachsatz: daß es sich auf gleiche Weise mit dem Schluchzen verhält. Wie oft sehen wir dieses Phänomen nicht bei suppressio virium, bei Plethora, wie oft aber auch bei Erschöpfung und Kraftlosigkeit. Man vergleiche den 22sten Aphorismus des 2ten Buchs. Er ist dem Hauptsinne nach diesem ähnlich.

40.

Schmerzen, welche in den Hypochondrieen, ohne daß dabei Entzündung statt findet, entstehen, hebt ein hinzukommendes Fieber.

Es ist eine bekannte Sache, wie manchmal Schmerzgefühl, Druck, Völle in den Hypochondrieen, die langwierig waren, welche von Anhäufung von saburral-, atrabilarischen Stoffen, von Stagnationen im Pfortader-, im hypogastrischen Systeme entstehen, durch ein Fieber, zunächst durch Wechselfieber gehoben werden.

Wir haben diesen Gegenstand schon mehrmalen besprochen.

Man vergleiche namentlich den 57. Aph. des 4. B., den 26. des 2. B. Thomas Campanella sagt: Medic. Lib. 7. C. 1. art. 2. das Fieber sei ein Krieg des Geistes wider die Krankheit. — Man wähle statt Geist ein anderes Wort. Er lebte vor Stahl; die Ansichten von diesem genialen Geiste enthalten immerhin große Gedanken und Wahrheiten. Die Erfahrung hat Sydenham, Junker, Stoll, Cullen und andern, dem

Grundtexte der Theorie nach, gleiche Ansicht aufgedrungen.

41.

Wo ein Geschwür im Körper, das sich äußerlich nicht zu erkennen giebt, liegt; da ist es entweder wegen Dicke des Eiters, oder der Stelle selbst nicht wahrnehmbar.

Ich kann in diesem Aphorismus nicht die Schwierigkeiten finden, die Einige darin finden. Die Dicke der Stelle selbst will wohl nichts anders heißen, als die Dicke der es umgebenden Bedeckungen, die Tiefe des Geschwürs wird damit bezeichnet. Ein sehr tief liegendes Geschwür wird Niemand durch Autopsie erkennen wollen. Es giebt dafür andere, oft aber durchaus nicht zuverlässige Zeichen. Ein dicker consistenter Eiter bietet ebenfalls wenige oder gar keine Fluctuation dar. Wir dürfen uns hier nicht mit der Semiotik dieses Gegenstandes befassen. — Hippokrates hat also gar nichts weiter, als eine gemachte Erfahrung, die jeder Arzt richtig finden wird, niedergeschrieben.

42.

Wenn bei Gelbsüchtigen die Leber hart wird, so ist's bös. —

Gewiß eine sehr bekannte Erfahrung. Wir wollen uns hier mit den verschiedenen Arten der Gelbsucht nicht aufhalten, Wiederholungen der Art sind dem Leser lästig. Wie sehr Induratio und Scirrhus der Leber der Kunst trotzen, ist eine nur zu bekannte Sache. Gewiß gehört das Kirschlorbeerwasser, das Extractum Aloes, Chelidonii, Taraxaci, die Ochsengalle, die Quecksilbereinreibungen, und die des Kali hydrojodinicum unter die souverainsten Mittel in dieser Krankheit. Einen großen Rang behaupten auch die auflösenden Mineralwasser, Carlsbad, Pfeffers, Marienbad, Kanstatt, damit ist der Gebrauch fraglicher Bäder zu verbinden. Nicht minder heilsam werden sich die künstlichen Bäder aus Salzsäure, Salpetersäure; die Sol- und Salzbäder, und vorab die Seebäder beweisen. Phineas Cayne's Schrift über die salpeter-salzsauren Bäder verdient die ganze Aufmerksamkeit der Aerzte. Man schlage nach: Hufel. Bibl. Februarh. 1823. S. 125. Allgem. medic. An. 1822. März S. 410. Med. chirurg. Zeitsch. 1818. No. 84. S. 83.

43.

Leute, die an einer verstopften Milz leiden, und von der Ruhr befallen werden, bekommen, wenn die Ruhr lange anhält, die Wassersucht, oder die Lienterie, und sterben.

Wie gefährlich langwierige Durchfälle und Dysenterien, denn es ist schwer zu bestimmen, ob Hippokrates so streng zwischen Dysenteria und Diarrhoea wie wir unterschied, für Menschen, die an Physconia hepatis et lienis leiden, sind, und wie leicht daraus Bauchwassersucht entsteht, ist jedem erfahrenen Praktiker bekannt. Wir verweisen hier auf das, was wir im ersten Theile über die Ruhr äußerten.

Hippokrates hat hier eine gemachte Erfahrung schlicht und einfach niedergeschrieben, die jeder Arzt zu machen Gelegenheit haben wird. Man übersehe in Beziehung auf den 48. Aphorismus dieses Buches nicht, daß Hippokrates sagt, wenn die Ruhr lange anhält.

44.

Wenn sich zur Harnstrenge Darmgicht gesellt, so sterben die Kranken in sieben Tagen, wenn nicht mit dem hinzugetretenen Fieber der Urin häufig abgeht.

Für die Haltbarkeit und für die Klarheit des Sinnes dieses Lehrsatzes wissen wir, weder aus eigener noch aus angeeigneter Erfahrung, weder etwas Aufschluß gebendes noch Sinn erörterndes anzuführen. Wir müssen es andern überlassen, ob sie darin wirklich medicinische Wahrheit finden. Wir müssen ihn aufgeben. Mag er nun Hippokratisch sein oder nicht. Galen zweifelt an der Aechtheit dieses Lehrsatzes.

45.

In Geschwüren, die ein Jahr lang und noch längere Zeit gedauert haben, muß nothwendig der Knochen absterben, und es müssen sich hohle Vernarbungen bilden.

Dieser Aphorismus ist nicht nach der Natur gezeichnet. Alte Geschwüre, wenn sie Fistelgänge bilden und keinen Ausfluß haben, greifen freilich die Knochen an, die Beinhaut wird entzündet, geht in Vereiterung über; wird die Wunde nicht erweitert u. s. w., so wird der Knochen cariös. Dieses ist aber in der Regel der seltenere Fall. Denn wenn der Knochen cariös wird, so hat das

Uebel in dem bei weitem häufigsten Falle mit einer Entzündung der Beinhaut begonnen, und dieses Uebel, so häufig nicht erkannt, und demnach falsch behandelt, endigt dann mit Caries und Nekrosis. Wie lang Geschwüre, selbst solche, die schlechten Eiter erzeugen, ja bei übrigem Wohlsein bestehen können, hat die Erfahrung hinlänglich erwiesen. Wir erinnern nur an die Fußgeschwüre. Daß aber alte Geschwüre oft hohle Vernarbungen bilden, die alsbald wieder aufbrechen, die Heilung geschah ohne Granulation, nur durch adhäsive Entzündung der Lederhaut ohne eigentlichen Ersatz des Substanzverlustes, ist eben so bekannt. Die Fußgeschwüre geben auch darüber die beste Belehrung. Sie sind es, wo die Thedensche Binde und die Cirkelpflaster so großen Nutzen stiften.

46.

Die, welche vor den Jahren der Mannbarkeit von asthmatischen Beschwerden und vom Husten buckelig werden, sterben.

Entspricht nicht ganz der Erfahrung, wiewohl es seine Richtigkeit hat, daß Menschen, die vor den Jahren der Mannbarkeit diese Verschiebung des Thorax durch rhachitische, scrophulöse

Affectionen, wenn die Respirationsorgane zugleich in bedeutende Mitleidenschaft gezogen sind, erleiden, in der Regel nicht ein hohes Alter erreichen. So sagt Klein am ang. O. S. 163. sehr schön: Gibbosi post pauciorum vel plurium annorum decursum asthmati, phthisi, cordis palpitationi, hydropipectoris, tussi violentae, catarrhis suffocativis etc. obnoxii sunt.

47.

Denen, welchen das Aderlassen und die ausleerenden Mittel zusagen, lasse man im Frühjahre zur Ader, und purgiere sie.

Es giebt Menschen, die wegen zu großer Sanguification an und für sich, oder wegen zu großer Vollblütigkeit im Verhältnisse zu einzelnen Theilen des Gefäßsystems, z. B. bei übler Architectur der Respirationsorgane, oder wegen überwiegender Venosität, welche am meisten die Veranlassung zu Stagnationen im Pfortader- und hypogastrischen Systeme abgiebt, von Zeit zu Zeit zur Ader lassen müssen; ähnliches Bedürfniß findet man oft bei vollblütigen Weibern in der Schwangerschaft, und in dem Alter, wo die Menstruation aufzuhören pflegt, bei Opportunität zur Apoplexia sanguinea, bei Neigung zu periodischen Entzündungen. Die Erfahrung hat gelehrt, daß solchen Individuen im Frühjahre, wo der Temperaturwechsel rapid, wo die Atmosphäre an Sauerstoff reich, die Lichtentwickelung groß, das Medium, in dem wir leben, reich an Electricität ist (lauter Verhältnisse, welche Entzündung und Sanguification begünstigen), die Blutentziehung zuträglich und nöthig ist, wo denn der geübte Künstler nicht übersieht, dieselbe als mächtiges Prophylacticum in dieser Jahreszeit anzuwenden. Dasselbe gilt von den Ausleerungsmitteln, wie viele Menschen bedürfen derselben wegen allzureicher Ueberfütterung, wegen Schwelgereien, auch wegen Trägheit des Darmkanals, veranlaßt durch Geistesarbeiten, durch Kummer, durch anhaltendes Sitzen, durch Faulenzen und langes Schlafen u. s. w. Die Erfahrung hat gelehrt, daß die warmen Tage des Frühlings die besten Tage zu dem Ende abgeben. Wir haben über diesen Gegenstand schon hin und wieder in diesem Werke gesprochen. Der erfahrene Arzt wird diesen Aphorismus sehr praktisch finden. — Wir schreiben in diesem Buche vielleicht für viele nicht gelehrt genug; man kann ja auch nicht allen angehören, wir schreiben für die Praxis. Wenn wir uns nicht trügen, so besitzen wir auch mehr gemeinen Menschenverstand als Catheder-Gelehrsamkeit. Der Weg, wobei man Alles so sehr von dem gemeinen Menschenverstande, einem sehr respectablen Wesen, abzurücken sich bestrebt, gefällt mir, so sehr lobenswürdig er auch in mancher Rücksicht sein mag, in Wahrheit nicht. Der gemeine Menschensinn ist, meiner Meinung nach, ein sehr respectabler Punkt auf der Stufenleiter unserer Kenntnisse, und hauptsächlich der Kräfte unseres Geistes im Allgemeinen, daß man ihn wohl als einen Anfangspunkt betrachten kann, von dem man ausgeht. Ueber Anfangspunkte der Scalen findet kein Streit statt, sagt Lichtenberg. — Verwandte Geister werden aber in unsern Arbeiten finden, daß wir es gerade bei dem Anfangspunkte eben nicht lassen. Das männliche Alter hat uns aber gelehrt, daß er doch den ariadnischen Faden abgeben muß. — Wir besitzen mehr Talent, Begebenheiten aufzuzeichnen, Gesichtspunkte anzugeben, Vorstellungsarten zu entwerfen, die Erfahrungen in einer Kette aufzuhängen, als Theorien zu erdenken und Hypothesen zu schmieden. Leider wissen wir, daß wir das Beste noch nicht wissen, und daß wir gar vieles von dem, was wir wissen, nicht brauchen können.

48.

Leuten, die an der Milz leiden, ist eine hinzukommende Dysenterie gut.

Dieser Satz steht etwas vag da. Hat Hippokrates hier streng die Dysenterie verstanden? Nun, dann steht es um seine Richtigkeit sehr mißlich. Ich bin geneigt, anzunehmen, und die Natur der Sache bestimmt mich dazu, daß Hippokrates blutige Abgänge meint; und in diesem Sinne hat er seine volle Richtigkeit. Wie oft Stagnationen im Pfortadersysteme, und sogenannte chronische [illegible] Entzündungen der Leber und Milz, sich zum Heile des Kranken durch blutige Stuhlausleerungen, die im Anfange gewöhnlich mit braunem Schleime und schwärzlichen Excrementen gemischt sind, entscheiden, ist allen erfahrenen Praktikern hinlänglich bekannt. Vergleicht man diesen Aphorismus mit dem 43sten dieses Buches, so kann er wohl keinen andern Sinn in diesen gelegt haben, er hätte sich ja sonst gerade widersprochen. Man hüte sich ja, dieses Conamen naturae zu mißdeuten, und roborirende Mittel zu gebrauchen. Auflösende Extracte, Kirschlorbeerwasser, werden hier vortrefflich wirken, sollte der Abgang anfangen zu erschöpfen, so wird der

Gebrauch der Phosphorsäure, das Hallersche Elixir in Wasser oder dünnen Gerstenschleim aufgelöst, ein ungemein dienliches Mittel abgeben *).

49.

Podagrische Anfälle lassen nach gedämpfter Entzündung gegen den vierzigsten Tag nach.

Aus eigener Erfahrung können wir für die Allgemeingültigkeit dieses Satzes keine Belege anführen, wissen uns auch aus andern Schriftstellern keiner Stelle zu dem Ende zu bedienen **). Im Ganzen hat uns aber die Erfahrung belehrt, daß alle chronische Krankheiten gern die Zeit gegen den siebenten, den vierzehnten, einundzwanzigsten und achtundzwanzigsten u. s. w. zum Nachlasse sowohl, als zu ihrer Entscheidung wählen.

*) Wir wollen hier junge Aerzte auf eine vorzügliche Schrift, eine gekrönte, aufmerksam machen. Schmidt Commentatio de pathologia lienis, observationibus per anatomen institutis, ad illustrandam physiologiam aenigmatici hujus visceris. Göttingae 1816.

**) Man vergleiche van Swieten Commentar. in H. Boerhaave Aphorism. Tom. 4. §. 1261. p. 320. und Sydenham Tractatus de podagra.

Mögen es mehrere versuchen, das dem Hippokrates nach zu beobachten Ob solche Beobachtungen, die oft ganz unmöglich zunächst in der Privatpraxis zu machen sind, nothwendig beim Heilgeschäfte sind, sind wir anzunehmen nicht gemeint.

50.

Zu Verletzungen des Gehirns tritt nothwendig Fieber und gallichtes Erbrechen hinzu.

Daß dem so sei, hat die Erfahrung sattsam gelehrt. Mit Wiederhelungen von bekannten Sätzen aus der Physiologie wollen wir unsere Leser hier nicht behelligen. Nur keine Wiederholung längst besprochener und anerkannter Dinge! der Rapport der Leber mit dem Gehirn ist anerkannt, Ursprung und Verlauf des Vagus weisen hinreichend darauf hin.

51.

Wenn Gesunde plötzlich von Kopfschmerzen ergriffen werden, gleich darauf sprachlos hinliegen und schnarchen, so sterben sie, wenn sie kein Fieber befällt, binnen sieben Tagen.

Ganz die Zeichen eines sehr gefährlichen Schlagflusses, wie jeder erfahrene Praktiker sie zu beobachten Gelegenheit hat. Diese Kranken sterben gewöhnlich schon am zweiten, in den meisten Fällen, am dritten Tage —

Hippokrates sagt: „wenn sie kein Fieber befällt." Ich finde diese Beobachtung sehr richtig, allen Apoplektischen, die fiebern, kann die Kunst noch zu Hülfe kommen; mich hat dieses die Erfahrung vielmal gelehrt. Die, welche nach dem Anfall keine febrilische Zufälle bekommen, sterben sicher. Hippokrates erwähnt dieser sehr beherzigungswerthen Beobachtung noch mehrmal. Lib. 1. de morbis C. 7. lesen wir: „Derepente sanum capitis dolor prehendit, confestimque obmutescit, et stertit et os hiat, et si quis eum vocet, aut agitet, solum imgemiscit, nihil autem intelligit, et copiose mejit et sed ad mictum non incitat. Hic, nisi cum febris corripuerit, intra septem dies moritur; quod si corripuerit, plerumque sanus evadet." Damit will aber Hippokrates gewiß nicht sagen, daß Apoplektische mit einem Fieber nicht auch sterben dürften. Er hält nur die Apoplexia cum febre weniger gefährlich *). Man vergleiche

*) Gewiß meint er die Apoplexia mit dem Charakter Synocha.

den 42. Aphorismus des zweiten Buchs. — Hier will ich junge Aerzte noch auf ein sehr merkwürdiges Symptom aufmerksam machen, wenn Apoplectische beständig mit dem Unterkiefer und der Zunge zittern, (sie pflegen auch manchmal den Speichel auszublasen, oder eine Bewegung zu machen, als wollten sie flispern,) man immer auf Versessenheiten im Unterleibe schließen darf. Damit ist gewöhnlich ein Pulsus intermittens intestinalis verbunden, nämlich die Intermissio hat nicht oft Statt. —

52.

Man muß auch auf das Durchscheinen der Augen im Schlafe achten. Schimmert etwas von dem Weißen des Auges bei nicht ganz geschlossenen Augenliedern durch, und es rührt weder von einem Durchfalle, noch von einem genommenen Purgiermittel her, so ist's ein böses ja selbst tödtliches Zeichen.

Jeder erfahrene Arzt kennt dieses gefährliche Zeichen; nur in den beiden angeführten Fällen, und bei der Catalepsis hysterica, und bei Würmern ist es kein gefährliches Zeichen. Gewöhnlich gesellt es sich zu bedeutenden Leiden des Gehirns

und des Nervensystems; bei der gallertartigen Erweichung des Magens und der Gedärme ist es ein characteristisches Zeichen. Doch giebt es auch Menschen, bei denen man es in gesunden Tagen wahrnimmt.

53.

Die mit Lachen verbundenen Delirien sind ziemlich unbedeutend, die mit einer ernsten Physiognomonie aber sind gefährlicher.

Diese Beobachtung ist ganz richtig, und physio-psychiologisch sehr einleuchtend. Hippokrates meint hier unverkennbar das eigentliche Lachen und Lächeln; der sogenannte Risus sardonicus, welcher oft in Phrenesieen und im Tetanus ein Vorbote des Todes ist, und der sich vom Lächeln und Lachen sehr unterscheidet, hat er, wie aus seinen Schriften hervorgeht, wohl gekannt. Dieses sogenannte Lachen wechselt gewöhnlich mit dem Spasmus cynicus um die Mundwinkel ab. Vielleicht ist es einem oder dem andern Leser interessant, hier die Bedeutung des Wortes sardonicus zu erfahren. In dem 17ten Cap. des 2. B. der Commentarien des Matthiolus zu den Büchern des Dioskorides lesen wir: „Pausanias

auctor est, herbam hanc (nempe ranunculum lanuginosum) si edulio fuerit, vescentibus nervos contrahere, rictuque ora diducere, ita ut qui mortem oppetunt, velut ridentium facie intereant. Quodet Sallustius confirmat, qui hujus venenatae herbae meminit, sic inquiens. In Sardinia quaedam herba nascitur, quae Sardoa dicitur, agresti apio similis. Haec ora hominum et rictus dolore contrahit, et quasi ridentes interimit. Ideoque Dioscorides Lib. VI. Sardoniam ranunculi genus esse testatur, quae vescentibus mentem adimat, et quadam nervorum distentione dehiscere in rictus ora cogat, ita ut imaginem ridentium praebeat. Ob id Sardonius risus in adagium cessit."

54.

In hitzigen fieberhaften Krankheiten ist ein seufzendes Athmen bös.

Bedarf wohl keines Zusatzes.

55.

Die podagrischen Krankheiten rühren sich meistens im Frühjahre und Herbste.

In Jahreszeiten, wo der Uebergang von kalter zu warmer Temperatur, und eben so umgekehrt, so schnell, und dem Grade nach so abstechend ist, müssen wohl rheumatische, wie arthritische Affectionen sich regen. Die Erfahrung lehrt uns, daß es dem so sei. Daß sich überhaupt der schlummernde Keim einer Krankheit gewöhnlich im Frühjahre zu entwickeln beginnt, ist eine ausgemachte Erfahrung.

Lucian läßt daher in seinem Trargopodagra den Chor singen:

„Aber wir, o Podagra, deine Eingeweihte, lassen in des Frühlings ersten Tagen unsre Jammertöne hören, wenn des Zephyrs milder Athem junges Laub den Bäumen entlockt.“

Wieland's Uebersetzung 6 Th.

56.

Rücksichtlich der atrabilarischen Krankheiten sind Versetzungen gefährlich; sie verkündigen Paraplegie, Convulsionen, Manie, oder Blindheit.

Die Erfahrung hat hinreichend gelehrt, wie oft theilweise Lähmung, Convulsionen, Manie, und der schwarze Staar von Stagnationen in den Gefäßen der Leber und Milz, von atrabilarischen

Versessenheiten bedingt werden. Es sind dieses bekannte Gegenstände. — Was diese Blindheit betrifft, so empfehlen wir unter andern vorzüglich Schmuker's Abhandlung über die Heilung des schwarzen Staars, dessen Schriften 2. B. S. 3.

57.

Der Schlag kommt meistens in einem Alter von vierzig bis sechzig Jahren vor.

Es ist eine ausgemachte Wahrheit, daß von vielen Schlagflüssen überwiegende Venosität, Stagnationen im Pfortadersystem, Saburralversessenheiten im Darmkanale, auch allzu große Anstrengungen des Gehirns und des Nervensystems, die entfernten Ursachen sind; es hat aber gewiß seine Richtigkeit, daß diese Zustände bei den Menschen gerade im fraglichen Alter am häufigsten angetroffen werden. Im Ganzen bestättigt die Erfahrung diesen Satz; freilich giebt es auch viele Ausnahmen. Selle sagt: „Raro morbus invadit in aetate juvenili, sed plerumque initio aetatis provectioris.

Der Schlag, namentlich der Lungenschlag, endigt aber sehr häufig das hohe Greisenalter. Uebrigens kommt aber auch der durch allmählig sich bildende Difformität der Gefäße bedingte Tod sehr häufig unter der Rubrik Apoplexia vor.

58.

Wenn das Netz austritt, so muß es nothwendig brandig werden.

Wo mag wohl Hippokrates mehr Gelegenheit gehabt haben, diesen Austritt zu beobachten, als in Brüchen; es kann aber hier nur von dem eingeklemmten Netzbruche die Rede sein. Wie schnell aber solche Brüche, wenn die Incarceration nicht gehoben wird, in Brand übergehen, ist eine bekannte Sache. Der Netzbruch läßt sich bekanntlich nicht so leicht, wie der Darmbruch zurückbringen. Einem sehr gelehrten Schriftsteller scheint diese Erklärung gar keinen Sinn zu haben. Ich muß aber aufrichtig erkennen, daß ich ohne diese Interpretation in diesem Lehrsatze keinen Sinn finden kann. Daß der eingeklemmte Netzbruch, vorab wenn das Netz stark herabgesunken ist, wegen seinen consensuellen Zufällen, durch Erbrechen und heftige Zerrungen an dem Magen, anatomisch sehr einleuchtend, sehr gefährlich werden kann, bestättigt die tägliche Erfahrung. Auch langsame Vereiterung ist nicht selten der Ausgang des Netzbruches. Wie leicht das Netz bei Verwundung des Unterleibs brandig wird, lehrt die Chirurgie.

59.

Wenn bei der schmerzhaften Coxalgie das Dickbein heraus und wieder hineinweicht, so häufen sich Feuchtigkeiten in diesem Theile an.

Hier ist offenbar die Rede von der Luxatio spontanea ossis femoris, daß Hippokrates sagt, wieder hineinweicht, ist ein ihm sehr verzeihlicher unrichtiger Ausdruck, er bezeichnet damit den Abschnitt der Krankheit, wo sich während der schleichenden Entzündung eine neue Gelenkfläche, die aber nur die natürliche kümmerlich ersetzt, bildet; in diesem Zustande wird bekannter Weise eine Menge Gelenkwasser mit Eiter vermengt abgesondert, das Ligamentum teres verlängert sich, das Capsulare wird ausgedehnt, und beide befinden sich in einem erysipelatos entzündlichen Zustande. Wir verweisen auf die Lehrbücher der Chirurgie, und vor allem auf das schon angeführte klassische Werk von Rust.

60.

Wenn denen, die von langwieriger Coxalgie heimgesucht werden, der Schenkelkopf ganz aus seiner Stelle weicht, so schwindet das Bein, und sie werden hinkend, wenn sie nicht gebrannt werden.

Welche merkwürdige herrliche Beobachtung, welch wichtiger therapeutischer Grundsatz, dem lange Vergessenen setzt die Erfahrung großer Wundärzte auf's neue die Krone auf. Meistens ist das Grundprincip der Krankheit scrophulös, in selteneren Fällen rheumatisch, sehr oft wird es aber durch unglückliche Metastasen exanthematischer Krankheiten bedingt.

Ad utilitatem vitae omnia consilia factaque nostra dirigenda sunt.

Tacit.

Siebentes Buch
der
Aphorismen des Hippokrates.

„Servare modum finemque tenere naturamque sequi."

M. A. Lucanus II. v. 381—82.

1.

In hitzigen Krankheiten ist die Kälte der äußern Theile schlimm.

Es ist dieses in hitzigen Fiebern ein Zeichen, daß sie in das Stadium, welches wir das Stadium paralyticum zu nennen pflegen, überzugehen drohen; sehr schlimm ist dieses Zeichen bei bösartigen Nervenfiebern mit gastrischer Complication, bei Unterleibsentzündungen, beim Kindbetterinfieber, bei der Cholera, bei der typhosen Ruhr, beim

Lungenschlage, bei hartnäckiger Pneumonia notha. Es zeigt dieses, wie natürlich, sehr alienirte Circulation, Abnahme der Wärmeentwickelung an.

2.

Bleifarbenes Fleisch ist bei einem kranken Knochen ein böses Zeichen.

Man findet diese Farbe bei Knochenbrüchen mit bedeutenden Quetschungen der weichen Theile, wo die Natur oft ganze Massen absondert, und wobei man sich sehr in Acht nehmen muß, daß die Wunden nicht brandig werden. Dieses Zeichen deutet bei der Beinhautentzündung an, daß dieselbe in Gangräna übergeht, und der Knochen cariös wird. Diese Bleifarbe geht auch dem Hospitalbrande voraus, der oft in vollen Kriegslazarethen in den Sälen der Verwundeten ausbricht, u. s. w. Jeder Wundarzt weiß, daß es ein sehr insidioses Zeichen ist; entweder stirbt der Theil ab, oder die Genesung geht sehr langsam vor sich.

3.

Wenn sich zum Erbrechen Schluchzen und rothe Augen gesellen, so ist's bös.

Bei der Cholera, wie bei dem Erbrechen, welches durch Entzündung der Organe des Unterleibs und des Gehirns bedingt wird, ein höchst Gefahr drohendes Zeichen, diese Röthe ist gewöhnlich mit einigem Kleber der Augenlieder zunächst in den Winkeln verbunden.

4.

Folgt auf den Schweiß Schauder, so ist das kein gutes Zeichen.

Es ist dieses das Zeichen unvollkommener Crisen in hitzigen Fiebern, unglücklichen Metastasen nach edlen Organen, oder daß die Fieber in schleichende Nervenfieber, die Entzündungen in Verschwärung übergehen. Auch findet man dieses Symptom bei hectischen Fiebern.

5.

Wenn sich zur Raserei die Ruhr, die Wassersucht oder die Starrsucht gesellen, so ist's gut.

Hippokrates theilt hier eine gemachte Erfahrung mit, er hatte nämlich und mit ihm viele andere Aerzte beobachtet, daß der Wahnsinn, dessen Ursache zu entdecken man oft nicht im Stande ist, mit dem Ausbruche einer heftigen Krankheit endigt; welche dann oft durch die Kunst zu heben ist, eben weil sich jetzt die Natur und das Wesen der physischen Disharmonie deutlicher ausspricht. Wie oft Seelenstörungen ihren Grund in krankhafter Stimmung des Unterleibes haben, ist zu Genüge bekannt; ein sich einstellender Durchfall, blutige Abgänge sind dann natürlich sehr heilsam, um so mehr als die Stagnationen in der Milz *)

---

*) Nach Hrn. Heusinger sind Hypochondrie und Melancholie sehr häufig in Milzanschwellungen gegründet. Dessen Nachträge zu den Beobachtungen über die Entzündung der Milz 1823. Man vergleiche den Commentar zum 21. Aphorismus des 6. B.

So sagt Alexander Aphrodiseus: „Multi existimant, risum ex liene oriri, hoc argumento, quod quibus lien scirrho, id est tumore duro, vitiatus est, non perinde sint ad ridendum comparati, ut qui sunt incolumes; sed sint moestiores. Lien non proprie et per se, sed ex accidenti risus causa consendus est etc. Lib. 1. Probl. 136. p. 41. edit. Paris. a Joh. Davione 1541.

In dem alten Sprüchworte: Cor sapit, pulmo loquitur, fel continet iras, splen ridere facit, cogit amare jecur, liegt vielleicht mehr tiefe Wahrheit, als Mancher annehmen möchte. — Persius Flacus entschuldigt seine muthwillige Laune, indem er Satyra I. V. 12. sagt: Quid faciam? sed sum petulanti splene cachinno.

und der Leber gehoben werden, welchen in den bei weitem meisten Fällen der Melancholie und Manie die beeinträchtigten Organe sind. Eben so bringt die Starrsucht eine große Erschütterung im Nervensystem hervor; wie wohlthätig Sturzbäder, kalte Bäder bei der Melancholie wirken, weiß jeder erfahrene Arzt. In diesen Krankheiten muß selbst das beste und erfahrungsreichste Genie nicht selten behutsam und umsichtig experimentiren; wir haben den Satz ajuvantibus et nocentibus optima indicatio in der praktischen Medicin noch gar nothwendig. —

6.

In langwierigen Krankheiten sind Abneigung vor Speisen, wässerichtes Erbrechen und gallichte Bauchflüsse böse.

Solche Erscheinungen deuten auf organische Zerstörungen mancherlei Art des Magens, vorab des Pylorus, Verhärtungen des Pancreas, der mesenterischen Drüsen, Destructionen der Leber und der Milz; auch gesellt sich fruchtloses Erbrechen zu dem Nierenstein und zur Nierenvereiterung. Bei dieser Gelegenheit empfehlen wir jungen Aerzten die vortreffliche Abhandlung über das chronische Erbrechen in Wichmann's Ideen zur

Diagnostik, so wie Pemberton's Abhandlung über die Krankheiten des Unterleibs, übersetzt von Dr. von dem Busch, und mit Anmerkungen begleitet von Albers und Hopfengärtner; von einigen organischen Veränderungen des Magens, Hufeland's Journal 1819 October, S. 3 ganz insbesondere.

7.

Wenn auf Uebernehmen im Trinken Starrfrost und Delirium folgen, so ist's bös.

Zeichen einer apoplektischen Affection des Gehirnes oder eines Extravasats. Aus diesem Satze ersehen wir, daß auch den frühern Griechen das häßliche Laster der Völlerei nicht ganz fremd war, wiewohl die alten wie die heutigen Griechen dieses Laster sehr verabscheuen.

8.

Bricht ein Absceß nach innen auf, so entsteht Entkräftung, oder Erbrechen oder Ohnmacht.

Ergießt sich der Eiter in die innern Höhlen des Organismus, so erfolgt entweder der Tod alsbald oder langsam durch Siechthum, wozu sich hectische Zufälle gesellen; geschieht aber die Entleerung in den Magen, in das Duodenum, so erfolgt Erbrechen mit Ohnmachten und nicht selten auch noch Genesung. Es ist oft unbegreiflich, auf welche Weise die Natur diese Entleerung bewerkstelligt, aber daß sie stattfindet, lehrt die Geschichte der Krankheiten. Man hat darüber mancherlei nicht befriedigende Hypothesen. Auch die Entleerungen aus den Vomicis in die Luftröhre sind mit Erbrechen, Ohnmachten und großer Erstickungsgefahr verbunden. Ich selbst habe zwei solcher Fälle beobachtet, worauf die Kranken genasen.

9.

Auf Verblutung folgendes Delirium und sich einstellende Convulsionen sind bös.

Eine Erfahrung, die man bei Hämorrhagien der Schwangern und Kreisenden nicht selten zu machen Gelegenheit haben wird. Es tritt gewöhnlich stilles Delirium, sogenanntes Faseln, welches die alten Aerzte Delirium studiosum zu nennen pflegten, ein. Man vergleiche den dritten Aphorism. des 5ten B.

10.

Gefährlich sind in der Darmgicht (Ileus) Brechen, Schluchzen, Zuckungen oder Delirium.

Eine Beobachtung, mit welcher wohl die aller erfahrenen Aerzte übereinstimmen wird. Der Ileus ist schon an und für sich eine gefährliche Krankheit.

11.

Wenn aus einer Pleuritis eine Peripneumonie wird, so ist's übel.

Ein wohl sehr einfacher Satz, hat Hippokrates vielleicht auch nicht den scharfen Unterschied rücksichtlich des Sitzes der Entzündung gemacht, wie wir ihn mit allem Rechte machen können und dürfen (was wir doch mit Zuverläßigkeit durchaus nicht annehmen können), so mußte er doch, nach den Zufällen zu schließen, die Pleuritis für eine geringere Entzündung, als die Peripneumonie halten. Es ist natürlich nicht gut, wenn eine geringere Krankheit sich in eine störbare verwandelt. Ich für meinen Theil zweifele sehr, daß Hippokrates den Ort der Pleuritis nicht sollte gekannt haben. War er auch in der Anatomie, wie natürlich, sehr unerfahren, so hat er doch sicherlich die äußeren Bedeckungen der Lunge, die Pleura gekannt, er sagt ja Pleuritis — hier giebt die Etymologie den besten Aufschluß. In der Coac. praerot. c. 16. ist die Rede von ursprünglicher und metastatischer Peripneumonie.

12.

Wenn auf Lungenentzündung Hirnwuth folgt, so ist's bös.

Man hat Epidemieen beobachtet, wo die Lungenentzündung mit Phrenitis vergesellschaftet war oder erstere in diese überging; Morgagni de sedib. et caus. morb. art. 12. und Sarcone Geschichte der Krankheiten in Neapel 2. Th. §. 537. beschreiben uns solche. Sie waren eine reichliche Beute für Freund Hein. Merkwürdig ist es, daß man beobachtet hat, daß Wahnwitz mit chronischen Lungencatarrhen, welche als inflammationes chronicae ocultae pulmonum auftreten, wechselt *).

Ue-

*) Mead hat uns einen sehr interessanten Fall, wo religiöser Wahnwitz mit phthisischen Anfällen wechselte, Monita et praecepta medic. Hamburg. 1752. C. 14. p. 45. mitgetheilt. Aehnliche Beobachtungen theilte Benjamin Rush Medical Inquiries and Observat. p. 83. mit.

Ueberhaupt ist der specielle Rapport des Gehirns mit den Lungen sehr merkwürdig. In dieser Beziehung empfehlen wir: Nasse's Bemerkungen über das Bedürfniß des Athmens zum Behuf der Geistesthätigkeit; Meckel's Archiv für die Physiologie 2. B. 1. H. S. 1., jungen Aerzten ganz besonders. In den Jahren, wo junge Leute ihren Geist und Gemüth sehr steigern, leidet die Integrität und die Lebenskraft der Lungen sehr häufig *). Sehr merkwürdig für den Erzieher und den Arzt. Vielleicht fällt einem und dem andern Leser der interessante Roman, „das Bekenntniß einer schönen Seele," eine allerliebste Episode in Meisters Lehrjahren hier ein. Göthe selbst litt in einem sehr merkwürdigen Abschnitte seines Lebens in Straßburg an einem Bluthusten.

Wir haben mit Nasse sehr oft Gelegenheit gehabt, ähnliche Bemerkungen zu machen.

Bei der Phthisis florida findet man manchmal eine Art von Wahnwitz. Auch bei Lungensuchten trifft man nicht selten eine gewisse Geistesverklärung an.

Merkwürdig ist es auch, daß man in den Lei-

*) Wir empfehlen bei dieser Gelegenheit jungen Aerzten: Osiander über die Entwickelungskrankheiten in den Blüthenjahren des weiblichen Geschlechts

chen der an Febris cerebralis seu Febris nervosa hydrocephalica verstorbenen Kinder nicht selten Geschwüre und Knoten in den Lungen findet.

13.

Bei heftigen Wunden sind Convulsionen und Tetanus bös.

Eine allgemein bestätigte Beobachtung; mit den bekannten physiologischen und pathologischen Erklärungen wollen wir unsere Leser nicht behelligen.

14.

Nach einem Schlage auf den Kopf ist Gefühllosigkeit oder Geistesabwesenheit bös.

Ein anerkanter Satz der Chirurgie.

15.

Auf Blutspeien folgt Eiterauswurf.

Nicht immer, aber in den meisten Fällen, wenn nicht zweckmäßiges diätetisches und therapeutisches Verfahren einwirkt. Nach einigen Lesarten heißt es:

Der Eiterauswurf nach dem Blutspeien ist bös.

Wenn die Lungenblutung nicht als solche gehoben wird, so entsteht Phthisis purulenta: das ist nun natürlich sehr schlimm, und in den meisten Fällen unheilbar. Nicht selten ist es der Anfang der Phthisis florida. Im Anfang werden kleine Aderlässe von Zeit zu Zeit vorgenommen, und der Gebrauch der Digitalis das Meiste leisten. Der Kranke muß sich dabei, um mich kurz auszudrücken, wahrhaft kasteyen, nur dann kann er sein Leben fristen. Menschen, die die Geistesstärke und die Gemüthsreinheit besaßen, daß sie ihre Thierseele ganz der Psyche unterwarfen, haben es in seltnen Fällen noch zu einem ziemlich hohen Alter gebracht. Wir haben schon einmal über diesen Gegenstand gesprochen.

16.

Auf den Eiterauswurf folgt Schwindsucht und Durchfall; wird der Auswurf unterdrückt, so stirbt der Kranke.

Eine sehr wichtige Skizze. Dieser Lehrsatz enthält auch die Warnung, daß man mit der Roborantia und austrocknenden Mitteln sehr behutsam in der Lungensucht zu Werke gehen muß, dieß gilt namentlich vom Gebrauche des Bleies; — soll es bei noch übrigens guten Lebenskräften nützen, so muß durchaus eine eiternde Fläche, oder ein Geschwür auf der Brust erhalten werden. Mögen junge Aerzte diesen Wink nicht übersehen. Versagen alle Mittel, so ist man oft so glücklich, durch kleine Gaben Saccharum saturni den Bluthusten und beginnende Eiterung zu heben, wenn man anders eine große Stelle der äußern Brust in beständiger Eiterung erhält. Das Glüheisen ist hier ganz angezeigt. Zu dem Ende findet man in den alten und nun auch wieder in den neuen Schriften viele Belege. Ich habe in dieser Beziehung in Hufelands Journal manche ähnliche Stellen aus alter und neuer Zeit zusammengestellt. In diesen Fällen wird das Extractum cascarillae und bei reizlosen Subjecten das Extractum Myrrhae aquosum mit der Aqua laurocerasi alle Aufmerksamkeit verdienen.

17.

Zur Leberentzündung gesellt sich Schluchzen.

18.

Auf Schlaflosigkeit folgende Zuckungen und Delirien sind bös.

Welch gefährliches Symptom dieses in Fiebern ist, ist sattsam bekannt. Am häufigsten kommt es in Nervenfiebern vor, in welchen der Charakter Synocha verkannt, und vorab, wenn das Fieber mit reizenden Nervina behandelt wurde. Auch Metastasen von Exanthemen und Erysipelas nach dem Gehirne geht nicht selten Schlaflosigkeit vorher, welche dann plötzlich mit Zuckungen und Delirium endet.

19.

Auf die Entblößung eines Knochens folgt ein Erysipelas.

Wenn der Knochen von der Beinhaut entblößt wird, so geschieht das durch Verwundung oder durch eine durch innere Ursachen bedingte Entzündung derselben, die in Eiterung übergeht. Dergleichen Wunden begleitet eine erysipelatose Entzündung. Wie oft werden Wunden dieser Art durch reizende complicirte Salben, Balsame und Tinkturen erst zu einem bösartigen Geschwüre umgewandelt, während sie bei einfachem, schlichten Verband und antiphlogistischem Verfahren geheilt worden wären. Immer noch sieht man Aerzte in diesen Fehler verfallen.

20.

Auf die erysipelatose Entzündung folgt Fäulniß oder Vereiterung.

Der schlimmste Ausgang dieser Wunden ist Caries, Gangräne; tritt Vereiterung ein, so wirt sie langwierig.

21.

Auf starkes Klopfen in den Geschwüren folgt Verblutung.

Dieses sichtbare Pulsiren der Geschwüre verkündigt Verblutungen, dieselben sind in scorbutischen und cachectischen Subjecten oft sehr mißlich, kaum zu stillen, und vereiteln oft den besten Curplan. Wenn sie aus einer zerrissenen oder corrodirten Arterie entstehen, so muß dieselbe unterbunden werden. Der §. 1151. S. 608 in van Swieten Comment. in Aphorism. Boerhaav ist in dieser Hinsicht sehr interessant. Hierher gehört auch der Fungus haematodes. Das Glüheisen übertrifft hier gewöhnlich die andern Heilmittel. Nicht minder hat sich die Hungercur zu gründlichen Heilung dieser Geschwüre bei herpetischer und syphilitischer Dyskrasie ausgezeichnet.

22.

Auf anhaltenden Schmerz im Unterleibe erfolgt Verschwärung.

Hippokrates kann hier, wie es auch von selbst einleuchtet, nichts anders, als Inflammationes occultae chronicae der Eingeweide gemeint haben. Freilich kann dieser anhaltende Schmerz oft von andern Ursachen, so von Rheuma und Arthritis der Eingeweide bedingt werden. Die Gicht wählt sich zu dem Ende die Lungen, die Leber, die Milz, die Nieren, das Pankreas, die Brust- und Halsdrüsen, die mesenterischen Drüsen, die Hoden, die Prostata, das Rheuma, den ganzen Verdauungskanal, Schlund, Rachenhöhle und selbst die Zunge mit eingerechnet, die Blase, die Gebärmutter, das Peritoneum, die Pleura, das Herz, den Larynx; Organe, die rücksichtlich ihres Baues und ihrer Funktion Aehnlichkeit mit der äußern Muskulatur und den Sehnen haben.

23.

Auf lautere Stuhlgänge folgt die Ruhr.

Es ist eine bekannte Erfahrung, daß derselben die sogenannten Sedes frustraneae mit Tenesmus vorausgehen, wo oft ganz wenig reine schaumigte Flüssigkeit ausgeleert wird.

24.

Auf eine Verletzung der Kopfknochen, wenn sie bis ins Leere dringt, folgt Delirium und Gefühllosigkeit.

Unverkennbar ist hier die Rede von eingedrückten Knochenstücker der Hirnschale. Daß durch solche Verletzung ganz gern Extravasate und Hirnerschütterung entstehen, ist wohl sehr einleuchtend.

25.

Zuckungen, die auf eine genommene Arznei folgen, sind tödtlich.

Man muß hier nur die Arzneimittel im Auge haben, deren sich die Aerzte zu Hippokrates Zeit häufig bedienten; gewiß ist hier die Rede von den Abführungsmitteln, welche vorzüglich aus Helleborus bestanden. Man vergleiche den ersten Aphorismus des 5ten B. Hippokrates will mit dem Ausdrucke tödtlich nur die große Gefahr solcher Convulsionen anzeigen und dadurch zur Vorsicht mahnen.

26.

Wenn sich zu heftigen Schmerzen im Unterleibe Kälte der Extremitäten gesellt, so ist's bös.

Man vergleiche den 48. Aphorismus des 4ten Buches.

27.

Ein im Körper zerhauener Knochen, Knorpel oder Nerve wird nicht vollkommen wieder ersetzt, noch wächst er wieder nach.

Man vergleiche den 19ten Aphorismus des sechsten Buches.

28.

Wenn zur Leucophlegmatie heftiger Durchfall hinzutritt, so wird die Krankheit gehoben.

Es ist durchaus keinem Zweifel unterworfen, daß sich manche Wassersuchten durch häufige wässerichte Darmausleerung entscheiden. Van Swieten am angef. O. spricht §. 1247. Th. 4. S. 262. über diesen Gegenstand vortrefflich:

„Magnam spem Medici posuerunt in purgantium remediorum usu ad curandum hydropem, imprimis quia observata docuerant, naturam saepius hanc viam indicare in sanando hoc morbo. Dixerat Hippocrates: Hydropicis, secundum venas aqua in avum prorumpente, solutio fit. Et alibi: Hydropi incipienti alvi profluvium aquosum superveniens, citra cruditatem morbum solvit. Iterum validam alvi evacuationem laudat; subaquoso et lienoso albaque pituita detento, alvus vehementer perturbata, bonum. Alio in loco, ubi sub nomine pituitae albae describit anasarcam, totum corpus occupantem, dicit: Huic si venter per morbi initia sua quidem sponte turbetur, sanitati est proximus: deinde subjungit: Quodsi non purgetur, medicamentum deorsum purgans, quo aqua purgetur, exhibeto. Alibi autem de eodem morbo, sed jam vetustiori, agens, suadet: si alvus sponte turbata non fuerit, oneoro dato, aut hippophae, grano cnidio vel Magnesio lapide, purgare oportet. Ex quibus patet, Hippocratem multum boni exspectasse ab alvi fluxu in recenti hydrope, si sponte naturae fieret, et hanc evacuationem per artem promovisse, si spontanea non sequebatur, et quidem satis acribus remediis, etiam in morbo jam vetustiori. Sed notandum est, quod vires adhuc constabant aegris, dum hanc curationem tentabat Hippocrates; jubet enim, ut postero die mane viginti stadia obambulet. At reversus, panem exassatum parvum comedat, et opsonium allium coctum habeat, vinique ejusdem (nigri nempe austeri et fortis) pauculum meracius bibat, deinde stadia triginta ambulet, quumque tempestivum fuerit, quantum prandere consueverat, coenet. Pro opsonio maxime quidem pedes suillos, aut capita habeat, sin minus galli carnibus, aut suillis, tritis utatur. Piscibus vero, scorpio, aut dracone, aut cuculo, aut callionymo, aut gobio, aut aliis piscibus, aequalem facultatem habentibus. Ex oleribus, aliis solis utatur, neque olerum ullo alio. Haec autem quam plurima comedat, tum cruda, tum assa et elixa, singulis diebus semper plura et pro ciborum ratione ex pauco plus laboret.

Ex quibus patet, quod Hippocrates purgandi methodum adhibuerit in curando hydrope, si recens fuerit, et si vetustior esset, in talibus aegris, quibus viscera firma erant ad digerendos validos cibos, bis de die assumtos, et simul vires tantae, ut corporis exercitiis ac laboribus ferendis pares essent. Neque videtur, inveteratum morbum his remediis egressus fuisse, cum subjungat: Judicatur autem triginta diebus, lethalis sit, nec ne. Neque talis hydrops a pertinaci causa ortum duxit, quales sunt viscerum scirrhi, tumores etc. Dicit enim: hic morbus potissimum per aestatem oritur ex aquae potu, ad haec etiam ex multo somno.

Daß die heutige Methode, die Wassersuchten zu heilen, bei weitem über der der Aerzte der alten Welt und auch über der der ältern Aerzte der neuen steht, ist keinem Zweifel unterworfen. Wir wollen zum Schlusse dieses Commentars den herrlichen Boerhave reden lassen:

Per urinas evacuati hydropis quum citentur plurima exempla, et hanc viam tentabimus praeeunte natura, utendo salibus urinosis, fixi, compositis, specificis animalibus, vitriolatis, solutisve metallis, specificis renibus.

Zu welchem Ende wir auch im Pflanzenreiche herrliche Mittel besitzen.

29.

Denen, welche bei Bauchflüssen schaumichte Excremente von sich geben, fliesen sie vom Kopfe ab.

Recht oder nicht ächt, gleichviel. Für uns kann dieser Satz keinen Werth haben. Wir haben keinen Sinn für scholastische Beredsamkeit, um solche Dinge recht gelehrt herüber und hinüber zu legen, und die Leute zu langweilen; ehrlich gesagt, sparen wir auch unsre Zeit für bessere Dinge.

Non nobis licet esse tam disertis,
Qui musas colimus severiores.

Martial.

30.

Wenn der Urin bei Fieberkranken einen grützartigen Bodensatz hat, so deutet das auf eine langwierige Krankheit.

Dieser Urin zeigt sehr zerrüttete Verdauungswerkzeuge, Anhäufung von viel Saburralstoff, und Physconie der Leber an, diese Fieber gehen langsam in vollkommene Genesung über. Auch findet man ihn nicht selten bei großer Dyscrasie der Säfte. Gewöhnlich trifft man ihn auch beim Gürtel, der sich zu schlechter Beschaffenheit der Leber, Milz und der Nieren nicht selten gesellt, und mit einem lentiscirenden Fieber begleitet ist, an. Beim chronischen Pemphigus findet sich nicht selten ein ähnlicher Bodensatz im Urine vor Winke für das therapeutische Verfahren!

31.

Dagegen zeigen gallichte Niederschläge in Urine, welcher anfangs dünn war, eine hitzige Krankheit an.

Hippokrates meint hier offenbar den gelblichen, oft braunröthlichen Niederschlag im Urine, den man in hitzigen Fiebern gegen die Zeit der Akme beobachtet, in welchem Falle der Urin immer anfangs dünner war, denn nur auf diese Weise kann man den Satz in Uebereinstimmung mit einer feststehenden Beobachtung bringen. Nachdem der Urin in den hitzigen Fiebern erst diese Metamorphose erlitten hat, erleidet er, wenn heilsame Crise eintritt, die letztere, wo die erfreuliche Wolke erscheint. Anders können wir wenigstens den Sinn dieses Lehrsatzes nicht auffassen.

Willst was begreifen, such's nicht weit.

Göthe.

32.

Es stehen heftige und mißliche Ereignisse im Körper bevor, wenn der Urin ungleich und veränderlich ist.

Wenn der Urin bald blaß, bald roth, bald gekocht, bald roh, bald hell, bald trüb u. s. w. aussieht, so darf man in Fiebern und Krankheiten immer annehmen, daß etwas Ungewöhnliches und Stürmisches dem organischen Leben bevorsteht. Solches Secretum deutet nothwendig auf eine große Abweichung des Blutes von seiner normalen Beschaffenheit.

33.

Wenn auf dem Urin Blasen schwimmen, so zeigt dieses eine Phrenitis und eine lange dauernde Krankheit an.

Diesen Satz vermögen wir aus eigener Beobachtung nicht zu commentiren.

Boerhaave sagt Institutiones medicae:

„Urina, quae conquassata spumam diu retinet, notat olea et sales in lixivium saponaceum mista, atque soluta, adeoque 1. tenacitatem miscelae arctae; 2. coctionem difficilem et crisin; 3. morbos fere pulmonicos, aut catarrhosos in capite." Man vergleiche den 835 §. seiner Aphorismen und was van Swieten daselbst S. 748. und Stoll Aphoris. de cogn. et cur. feb. S. 149 sagt.

34.

Wenn ein fetter und dichter Urin abgeht, so zeigt es eine Nieren- und hitzige Krankheit an.

Nach meinen Erfahrungen deutet ein fetter, zäher, dichter Urin auf bedeutende Leiden der Leber, der Milz und der Nieren selbst; man hat Ursache, in dem innern Gebilde dieser Organe Substanzzerstörungen und Inflammationes occultae anzunehmen. Diese Krankheiten kommen oft unter der Rubrik Diabetes torpidus vor. Nicht selten zeigt er aber auch eine Febris peracuta an, wo der organische Fermentationsproceß gewöhnlich einen sehr hohen Grad erreicht; ein solcher Urin ist immer ein insidioses Zeichen. Boerhaave sagt in seinen Institutiones medicae §. 1010. „Pinguis apparens urina plerumque gerit arenulas minimas viscido quodam nexas, et sic effingentes speciem membranulae oleosae; tum notat abundantiam terrae et salis hebetioris, in sanguine; praesagit hinc scorbutum, calculos, et similia und §. 1011. Urina autem vere pinguis et oleosa rarior certe, si observaretur unquam *), notaret 1. vasa attrita per majorem motum, hinc soluta, cruori

---

*) Was über allen Zweifel ist.

mista, et cum urina excreta pinguia; 2) humores acres, et ideo minabitur phthisin et atrophiam. Ich habe den Abgang eines hellen zähen Urins, in welchem wirklich ölartiges Fett war, schon zweimal beobachtet. In dem einen Fall bekam der Kranke einen bösartigen, schmerzhaften Blasengürtel, und in dem andern bekam die Kranke einen Pemphigus.

35.

Wenn sich aber bei Nierenleiden die vorerwähnten Zeichen einfinden, und Schmerzen in den Lendenmuskeln entstehen, so erwarte man einen Absceß nach außen, wenn sie mehr auswärts Statt haben. Wenn sich die Schmerzen aber mehr nach den innern Theilen erstrecken, so sei man gewärtig, daß der Absceß mehr nach innen sich bilden werde.

Die Semiotik dieses Lehrsatzes ist unverkennbar etwas verworren.

Hier ist offenbar Psoitis und die Vereiterung dieses Muskels mit Nierenentzündung und Nierenvereiterung verwechselt, oder doch zum wenigsten vermengt. In dem seltensten Falle endigt sich eine Vereiterung der Nieren durch Abscesse nach außen, wovon die Geschichte einzelne Fälle anführt. Aber auch hier wurden die beiden Krankheiten oft verwechselt. Man sehe van Swieten Comment. in Boerh. Aphor. T. V. p. 310. §. 1427.

36.

Kranken, die nicht fiebern, ist das Blutbrechen heilsam, bei Fiebernden aber ist's bös. Man muß sie mit kühlenden und zusammenziehenden Mitteln heilen.

Der Melaena gehen oft lange Zeit Magenschmerzen, Magendrücken, Stiche in der Leber, in der Milz, Aufgedunsenheit der Hypochondrieen, mangelnde Eßlust, Ekel, wechselnde Gesichtsfarbe, blaue Ringe um die Augen, leidende Gesichtszüge, Ohrensausen, trübes Gesicht, blaurothe Lippen, unruhiger Schlaf, beängstigende Träume, des Morgens schmutziger schwarzbrauner Niederschlag auf den Zähnen, in der Rachenhöhle u. s. w. vorher. Plötzlich entsteht ein Blutbrechen und der Kranke geneset. Hippokrates therapeutisches Verfahren ist vortrefflich. Diese Kranken muß man anfangs mit auflösenden kühlenden Mitteln behandeln. Kirschlorbeerwasser, seifenhaltige Mittel, resolvirende Extracte, kleine Gaben Tartarus tartarisatus, Sal mirabile Glauberi, mit aromatischen Wassern im Anfange gegeben, wirken vortrefflich. Giebt man zu früh Roborantia so wiederholt sich die Krankheit nach einiger Zeit Zum Beschlusse der Cur giebt man Columbo Cascarilla, das Mynsichtische Elixir, das Chinium sulphuricum, den Alaun, den Eichelkaffee u. s. w., und sorgt immer für offenen Leib.

Bei Fiebern ist Blutbrechen immer ein mißliches Zeichen. Es kann durch zu große Blutwallung, eben so aber von Stagnationen in den Gefäßen der Eingeweide der Bauchhöhle, deren Integrität in diesem Falle schon vor dem Fieber gewöhnlich geschmälert war, hervorgebracht werden Wir theilen hier dem gebildeten jungen Arzte unsere Erfahrungen, die wir nicht am Schreibpulte gemacht haben, mit.

Wir können nicht begreifen, daß dieser wirklich ächt praktische Aphorismus vielen Auslegern so viele Mühe gemacht hat. Wir sind überhaupt überzeugt, daß nur praktische Aerzte die Hand an solche Arbeiten legen sollen. Die Arbeiten von dieser Art bloß mit Schulgelehrsamkeit angefüllter Köpfe haben, wenn uns vergönnt ist, die Wahrheit zu sagen, für's Leben gar keinen Werth. Unser einfältiger Geist hat nur Sinn für lebendiges Wissen.

„Ach, wenn man so in sein Museum gebannt ist,
Und sieht die Welt kaum einen Feiertag,
Kaum durch ein Fernglas, nur von weiten,
Wie soll man sie durch Ueberredung leiten?“

Göthe.

37.

Nach den Lungen abgesetzte Feuchtigkeiten gehen binnen zwanzig Tagen in Verschwärung über.

Hippokrates kann hier wohl nichts anderes, als die Versetzung der Materia peccans *) nach den Lungen gemeint haben; doch dürfte der Satz zu apodictisch gegeben sein. Wie oft herpetische, syphilitische**) Scabiose, arthritische Verwerfungen nach den Lungen, Lungensuchten hervorbringen, ist jedem erfahrenen Praktiker bekannt. Merkwürdig ist es, daß in unserer Zeit schlecht geheilte

*) Wenn es Jemand gelehrter und mit mehr Umschweife sagen will, so habe ich gar nichts einzuwenden.

**) Dantur dolores lateris ex lue gallica, qui solo sanantur mercurii litu, et decocto lignorum, noctu vigent, consuetis remediis non cedunt, unde ad cachoetiam alicujus reconditi humoris recurrendum et debitis cachoetiae remediis occurrendum.

Baglivi.

Krätze so oft Phthisis purulenta pulmonum hervorbringt.

38.

Wenn Jemand reines und geronnenes Blut harnt, und dabei an der Harnstrenge leidet, und sich die Schmerzen nach dem Mittelfleisch und nach der Gesäßnath erstrecken, so zeigt dieß an, daß der Sitz der Krankheit in der Blase und ihren angehörigen Theilen ist.

Aecht praktisch. Man vergleiche den 80sten Aphorismus des 4ten Buches.

39.

Wenn die Zunge plötzlich sprachunfähig wird, oder irgend ein anderer Theil des Körpers gelähmt wird, so deutet das auf schwarze Galle.

Ein sonderbar lautender, aber doch wahrer Aphorismus. Diese Zufälle, es gebrechen ihnen auch die pathognomonischen Zeichen des ächten Schlages, gehören in die Klasse der Hemiplegia symptomatica. Man kann hier fast immer atrabilarische Beschaffenheit des Pfortadersystems, vorzüglich aber Physconis lienis annehmen. Ist es wahre Venosa Plethora, so lasse man kühn zur Ader, gebe resolvirende ausleerende Mittel, und beschließe die Cur bei Torpor mit Arnica und Stomachica, die größere Sensibilität mit Valeriana und Kirschlorbeer. Vielleicht findet der Leser diese Aeußerung nirgendwo anders. Wir verlangen nicht unbedingte Annahme, bitten ihn aber, der Sache seine volle Aufmerksamkeit zu schenken.

40.

Wenn sich bei alten Leuten, die übermäßig purgirt wurden, der Schluchzen einstellt, so ist's nicht gut.

Für den ächten Praktiker sehr klar. Wer wird's wagen, alten Leuten heftige Purgiermittel zu geben, so wohlthätig ihnen offener Leib auch immerhin ist? Solch ein Heilverfahren würde nur zu bald vollkommene Lähmung des Darmkanals verursachen. Schluchzen, der sich auf Mißbrauch der Drastica einstellt, ist ja an und für sich sehr gefährlich. Man vergleiche den ersten Aphorism. des 5ten Buchs.

41.

Wenn das Fieber nicht von der Galle herrührt, so heilen fleißig angewendete warme Kopfbähungen dasselbe.

Hier ist unverkennbar die Rede von nervösen Fiebern. Allerdings mag Hippokrates die Beobachtung gemacht haben, daß fragliche Fomentationen in Fiebern, welche nicht mit Aufwallung des Blutes, welche nicht als Synocha und Synochus auftreten, welche Fieber die damalige Schule von der aufrührischen Galle herleitete, vorab dann nicht selten wohlthätig wirken, wenn sie sich als catarrhalische, als rheumatische und Nervenfieber manifestiren. — Damit stimmt auch eine Stelle im zweiten Buche von den Landseuchen überein. Hippokrates kannte die Wärme als beruhigendes Mittel sehr wohl.

42.

Ein Weib wird nicht links und rechts.

Der Himmel weiß, wie dieser possierliche Satz hieherkommt. Seine Stellung zeigt schon, daß er sich nicht von Hippokrates datirt. Nur so Etwas von weitem anzunehmen, würden wir für eine

Versündigung an den Manen dieses ernsten Mannes halten.

43.

Wenn die, welche an einem Lungengeschwür leiden, gebrannt werden, und der Eiter fließt rein und weiß ab, so kommen sie durch. Wenn er aber jauchicht und stinkend ist, so sterben sie.

Ein weißer, reiner consistenter Eiter zeigt eine gute Beschaffenheit der Saftmasse und gute Lebenskräfte an. Der jauchichte aber Dyskrasie der Säfte. Daß die Alten in der Heilung innerlicher Eitergeschwüre durch die Anwendung des Glüheisens ungemein glücklich waren, davon kann man sich in ihren Schriften vollkommen überzeugen. Bisher hat man dieser Methode unstreitig viel zu wenig Aufmerksamkeit geschenkt. Die neuere Zeit giebt ihr wieder ihren gebührenden Rang. Rust, Larrey, Condret, Pariset, Esquirol, Percy und Schlegel haben sich darum große Verdienste erworben.

In dieser Beziehung ist das zwölfte Capitel des 3ten B. des Prosper Alpin de Medic. Aegypt. höchst interessant; — eben so das erste Buch von Rhazes. In Hippokrates sämmtlichen Schriften, so wie in Celsus und Galen wird dieser

ser trefflichen Methode sehr häufig gedacht. Wer alles, was die Aerzte der alten Welt, und die ältern der neuen Welt über diese Methode mitgetheilt haben, so ziemlich zusammengestellt, erfahren möchte, der lese Marcus Aurelius Severinus de efficaci Medicina Pyrotech. chirurg. L. 2. p. 1. — Hierher gehört das 22. C. des 3. B. von Celsus, das 7. C. des 3. von Aretaeus, das 1. C. des 7. B. des Alexander Trallianus. — Wir wollen mit einer merkwürdigen Stelle aus Bagliv schließen: „Cauteria in tibiis conferre solent in gravibus pectoris morbis, juxta illud divini senis Abscessus ad crura in morbis pectoris boni."

Man vergleiche den 27sten Aphorism. des 6. B. Auch empfehlen wir van Swieten Comment. in Boerh. §. 1191 — 1192. T. 3. p. 678.

44.

Wenn die, welche ein Lebergeschwür haben, gebrannt werden, und der Eiter fließt rein und weiß ab, so kommen sie davon, weil der Eiter in einem Sacke eingeschlossen ist; hingegen sterben sie, wenn der Eiter wie Oelhefe abfließt.

Dieser Satz schließt sich ganz dem vorigen an, Ein begrenztes Eitergeschwür ist, wie natürlich.

weit weniger gefährlich, als Vereiterungen, die in der Substanz des Organs verbreitet sind. Gar nicht selten bildet die Natur einen Absceß nach außen. Daher Aretaeus sehr schön sagt: At si extra feratur abscessus, ipsum non secare utique malum est: nam si praetermittatur incisio, a pure jecur eroditur, nullaque mortis dilatio est. Si secare autem malis, profluvii sanguinis periculum instat, statimque hominem perdi contingit; nam sanguinis e jecore profusio coerceri nullo modo potest. Igitur si aliquando necessario ad sectionem venire cogeris, ustorium ferramentum candens perspicuumque ab igne accipito et usque ad puris locum intrudito: idem enim tibi et secat et comburit. Quod si homo periculum evadit, tum pus album effluet, concoctum, laeve olidum, quoniam crassum est. Istis, febres et acerba remittunt, omniaque facile mulcebuntur, etc. Lib. 1. C. 13. — morbor diuturn. Interessant ist die Methode der Indier, welche Bontius de medicina Indorum C. 8. p. 74. anführt. Es heißt im siebenten Capitel: Nullum viscus, praeter intestina frequentius in his regionibus infestatur quam jecur; quod praetermissa jam toties dicta, victus ratione mala, a potu istius maledicti Arac non tantum in temperamento immutatur, sed etiam in substantia sua corrumpitur etc. Bekanntlich sind die Brandweinsäufer auch bei uns dieser Krankheit unterworfen. Ueber diesen Gegenstand lese man van Swieten Tom. 3. §. 933. p. 106. und Pemberton über verschiedene Krankheiten des Unterleibs, übersetzt von von dem Busch, mit Anmerkungen von Albers 2tes C. S. 30 nach. Dieses Buch enthält schätzbare Wahrheiten.

45.

Augenschmerzen hebt der Genuß des Weins oder das Bad, oder Bähungen oder der Aderlaß.

Man siehe den 31sten Aphorismus des 6ten Buches.

46.

Ein Wassersüchtiger, der den Husten bekommt, ist ohne Hoffnung.

Man vergleiche den 35sten Aphorismus des 6ten Buches.

47.

Die Harnwinde und das beschwerliche Uriniren hebt der Gebrauch des Weins und der Aderlaß. Allein man muß die nach innen gelegenen Adern nehmen.

Die griechischen Weine waren stark und erhitzend; hier stehen also zwei ganz heterogen wirkende Mittel einander gegenüber. Die heutigen Griechen trinken wie die alten ihre Weine immer sehr verdünnt. Für uns hat dieser Lehrsatz gar keinen Werth mehr. Wie verschieden die Ursachen des beschwerlichen Urinirens und der Harnverhaltung sind, ist bekannt.

Wer sich mit den Weinen der Alten, ihrer Natur und Beschaffenheit bekannt machen will, der lese das erste bis zwanzigste Capitel des vierzehnten Buches des Plinius *). Er wird bei Durchlesung derselben noch durch manche eingestreute Anekdote erfreut werden. — Man vergleiche den 36sten Aphorismus des 6ten Buchs.

48.

Wenn sich bei der Bräune Geschwulst und

---

*) Ueber die Weinbereitung der alten Griechen findet sich als Nachtrag zu der Abhandlung über den Wein (politech. Journal 8. B. S. 504.) eine sehr interessante Abhandlung des Hrn. Reynier aus der französischen Handschrift des Hrn. Verf. in der Bibliotheka italiana Aug. 1822. S. 248.

Röthe auf der Brust zeigen, so ist's gut; denn die Krankheit zieht sich auswärts. —

Man sehe den 37sten Aphorismus des 6ten Buchs.

49.

Die, welchen das Gehirn sphacelos wird, sterben innerhalb drei Tagen; überleben sie aber diese, so kommen sie davon.

Dieser Satz ist falsch, man mag ihn drehen, wie man will. Soll Sphacolus unsern Brand bedeuten, — im Allgemeinen wird bei Hippokrates das Wort gebraucht, wo wir es auch gebrauchen, — so liegt ja ein offenbarer Widerspruch im Satze; Niemand genes't, wenn einmal die Gehirnentzündung in Brand übergegangen ist. Soll aber damit ein hoher Grad von Entzündung bezeichnet werden, so ist der Satz wieder falsch, denn es sterben viele noch lange nach dem dritten Tage. Daß aber eine Hirnentzündung, wenn der Kranke genesen soll, sich schnell entscheiden muß, ist ganz richtig. — Man sieht, daß diesem Aphorismus die diagnostische Schärfe gebricht. Vielleicht fußt er sich auf ein epidemisches Cerebralfieber, welches diesen Charakter hatte.

50.

Das Niesen erfolgt aus dem Kopfe, sobald das Gehirn durchwärmt, oder auch der leere Raum des Kopfes mit Feuchtigkeit angefüllt ist. Die darin befindliche Luft wird nachher herausgetrieben. Sie macht aber ein Geräusch, weil sie durch eine engere Oeffnung herausfährt.

Nirgendwo hat Hippokrates so phantastisch theoretisirt, daß man sich's einfallen lassen könnte, anzunehmen, er habe diesen Aphorismus geschrieben. Er ist sicherlich, wie mancher dieser Art, von seinen Nachfolgern eingeschoben worden.

51.

Ein anhaltender Schmerz in der Leber wird durch ein hinzutretendes Fieber gehoben.

Man vergleiche den 40sten Aphorismus des 6ten Buchs.

52.

Denen, welchen das Aderlassen zusagt, lasse man im Frühjahr zur Ader.

Man vergleiche den 47sten Aphorismus des 6ten Buchs.

53.

Wenn eine schleimichte Feuchtigkeit zwischen dem Zwerchfelle und dem Bauche eingeschlossen ist, und Schmerz verursacht, und in keine von beiden Höhlen einen Ausgang hat, so hebt sich die Krankheit, wenn die fragliche Feuchtigkeit sich durch die Adern in die Blase ergießt.

Diesem Lehrsatze läßt sich anatomisch-physiologisch gar kein Sinn abgewinnen; er ist offenbar ein Hirngespinnst, und sicherlich nicht von Hippokrates. Man kann freilich über solche Sätze allerhand scholasticiren, wenn man anfängt zu meinen, was Hippokrates nicht Alles könnte gemeint haben.

54.

Wenn die mit Wasser angefüllte Leber dasselbe gegen das Netz hin ergießt, so füllt sich der Bauch mit Wasser, und die Kranken sterben.

Offenbar eine Ausgeburt der Phantasie.

Diese Sätze können ja gar nicht auf dem Wege der Beobachtung entstanden sein. Wir haben unsere Phantasie zu lieb, als daß wir sie zur Fabrikation leerer Interpretationen solcher Sätze hergeben möchten. Wir sind überhaupt dem Geschwätze de lana Caprina todtfeind. Es gilt von diesem Satze, was vom Obigen gesagt ist.

55.

Aengstlichkeit, Gähnen, Schauer, hebt ein Trunk aus gleichen Theilen Wasser und Wein.

Ist der Satz Hippokratisch, so kann wohl nichts anders, als hypochondrische Unbehaglichkeit gemeint sein. Es hat seine volle Richtigkeit, daß der mäßige Genuß des Weines in der Hypochondria sine materia, bei allzu großer Sensibilität, sehr beruhigend und wohlthätig wirkt.

56.

Bei denen, die Tuberkeln in der Harnröhre haben, verliert sich der Schmerz, wenn sich Vereiterung und Eiterausfluß einstellt.

*Man vergleiche den 82sten Aphorismus des 4ten Buchs.

57.

Wenn das Gehirn durch irgend eine Veranlassung heftig erschüttert wird, so muß der Leidende nothwendig verstummen.

Man vergleiche den 14ten, den 24sten Aphorismus des 7ten Buchs. Eigentlich wird der Kranke nicht ganz sprachlos, er verliert die Lingua, die Loquela bleibt ihm oft. Dieses Symptom gehört zu den apoplectischen Zufällen, die solche Ereignisse begleiten.

58.

Leute, die ein saftreiches Fleisch haben, müssen fasten, denn der Hunger trocknet die Körper aus.

Das Fasten und die Hungerkuren sind wohl das beste Mittel gegen Fettwerden. Starke Bewegung, kalte Bäder, sparsame Mahlzeiten leisten hier viel.

59.

Wenn bei einem Fieberkranken, ohne daß eine Geschwulst im Schlunde statt hat, plötzlich Erstickungsgefahr hinzutritt, und der Kranke nicht zu schlucken vermag, so ist's tödtlich.

Die Erfahrung hat gezeigt, daß diese heftigen Krämpfe in Nervenfiebern, bei phrenitischen Zufällen ein sehr gefährliches Symptom sind. Sie haben Verwandschaft mit der Hydrophobia spontanea in Fiebern von großer Malignität.

60.

Wenn bei einem Fieberkranken der Hals verdreht wird, und er nicht schlucken kann, ohne daß eine Geschwulst am Halse statt hat, so ist's tödtlich.

Aus unserer Erfahrung wissen wir nichts für die Gültigkeit dieses Aphorismus anzuführen; sollte die Luxatio spontanea vertebrarum coli gemeint sein? wir getrauen uns nicht darüber abzusprechen; — es wäre vielleicht die wahrscheinlichste Interpretation; denn es findet dabei Inflammatio occulta und leichtes Fiebern statt; doch ist dabei wohl der Hals nicht verdreht. Die Kranken können schlucken, und man bemerkt auch Geschwulst an der Seite der Halswirbel. — Vielleicht sind auch Krämpfe, die in die Rubrik Tetanus gehören, darunter verstanden? Wir wollen diesen Aphorismus dahin gestellt sein lassen.

61.

Wenn sich wechselnde Ereignisse am ganzen Körper zeigen, wenn derselbe bald kalt, bald heiß wird, oder immer die Farbe wechselt, so zeigt das lange Dauer der Krankheit an.

Man vergleiche den 40sten Aphorismus des 4ten Buchs. — Unbeständigkeit der Symptome ist in allen Fiebern, vorab in den nervösen, ein insidioses Zeichen.

62.

Viel Schweiß, warmer oder kalter, der beständig träufelt, zeigt viel Feuchtigkeit an; — hier leere man bei starkem Körper nach oben, bei schwachem nach unten aus.

Man vergleiche den 41sten Aphorismus des 4ten Buches. — Solche Schweiße werden am besten durch Brech- und Abführungsmittel gehoben. Immer waltet eine gastrisch-biliose Saburra ob. — Von hectischen Fiebern ist hier gewiß nicht die Rede.

63.

Beständig träufelnder Schweiß zeigt eine Krankheit an; der kalte eine bedeutende, der warme eine gelinde.

Man vergleiche den 42sten Aphorismus des 4ten Buchs.

64.

Wenn Fieber, die nicht intermittiren, am dritten Tage heftiger werden, so sind sie gefährlich. Lassen sie aber in dieser Zeit nach, so werden sie es weniger sein.

Man sehe den 43. Aphor. des 4. B.

65.

Die an langwierigen Fiebern leiden, bekommen entweder Geschwülste, oder Schmerzen um die Gelenke.

Man vergleiche den 44sten Aphorismus des 4ten Buchs.

66.

Diejenigen, welche nach dem Fieber Geschwülste

und Schmerzen an den Gelenken bekommen, nehmen zu reichliche Nahrung zu sich.

Man vergleiche den 45sten Aphorismus des 4ten Buchs.

67.

Wer einem Fieberkranken Speise reicht, der bedenke, daß Speise dem Gesunden Stärke gebe, den Kranken aber kränker mache.

Eine mahnende Wiederholung früherer Aeußerungen. Der Gegenstand ist zu klar, als daß wir uns dabei aufhalten dürften. Man vergleiche den 10ten Aphorismus des 2ten Buchs.

68.

Man muß den Urin wohl betrachten, in wie fern er dem in gesunden Tagen gleicht. Je weniger er diesem ähnlich ist, um so stärker ist die Krankheit. Je ähnlicher er diesem ist, um so schwächer ist dieselbe.

Ganz ohne Grund ist diese Beobachtung nicht; sie erleidet aber große Ausnahmen, weil der Harn oft in dem Anfange der gefährlichsten Krankheit wenig von seiner Beschaffenheit abweicht. Wir verweisen auf die Aphorismen 30. 31. 32. 33. 34. 35. 38. 56. des 7ten Buches und 69. 70. 71. 72. 73. 74. 75. 76. 77. 78. 79. 80. 81. 82. und 83. des 4ten Buches. Sehr wahrscheinlich hat ein Nachfolger des Hippokrates aus diesen Sätzen diesen als Corollarium ziehen wollen. — Denn er ist auf eine Art gegeben, wie der Urvater seine Beobachtungen nicht niederschrieb. Schließen wir diesen Satz mit einer ungemein richtigen Stelle aus Boerhaave's Institut. Medic. §. 1017. p. 575. Urina igitur declarat nobis vere 1. sanguinis indolem, impetum, symptomata. 2. Morbi statum et coctionis. 3. Statum secretionis et criseos. 4. Morbos renum, ureterum, vesicae, testium quodamodo, vasorum deferentium, vesicularum seminalium, prostatarum, glandularum Cowperi, urethrae. 5. Aliquas aegritudines in bile natas. Caetera, si sola ex sola urina conjiciuntur, admodum incerta, et ridicula fere sunt.

69.

Wenn sich in den Darmausleerungen, wenn man sie ruhig stehen läßt, etwas gleich Abschabsel zu Boden setzt; so ist die Krankheit bei wenigem Abgange von minderer, bei vielem von großer Bedeutung. Solche Kranke muß man purgieren. —

Reicht man ihnen, bevor man die ersten Wege gereinigt hat, Nahrungsmittel, so schadet man ihnen, und um so mehr, als man ihnen viele reicht.

Solche Abschabsel sind sehr häufig ein Zeichen von Versessenheiten, von langer Kothanhäufung im Cöcum; auch gehören sie mit zu den kritischen Ausleerungen der Fieber, die einen gastrisch nervösen Charakter hatten, die sich als Schleimfieber manifestirten, besonders wenn sie lange gewährt hatten, oder wenn sie gar zu reitzend behandelt wurden, oder wenn die Subjecte Schlemmer sind. Bei der Ruhr zeigen sie sich bekanntlich auch; auch in diesem Falle sind resolvirende ausleerende Mittel angezeigt, wenn die ersten Wege nicht rein, vorab aber, wenn der Ruhr Obstruktionen vorausgingen, und dieselbe gleich mit Tenesmus et sedes frustaneae begann; ein beherzigungswerther Wink für den jungen Arzt, die aromatischen Wasser, kleine Gaben Opium, Ipecacuanha und nach Umständen der Mercurius dulcis, werden viel schneller wirken, wenn ihnen ein gelindes, antiphlogistisches Abführungsmittel, dem man etwas Kirschlorbeerwasser zusetzen mag, vorausgeschickt wurde. — Bei Kindern sind sie ein Zeichen von Saburra und Wurmstoff. Bei der gallertartigen Erweichung des Magens und des Darmkanals, wo sie als ganze Streifen thierischen Schleims abgehen, sind sie characteristisch. Nur hier passen Abführungsmittel nicht. Diese höchst gefährliche Krankheit, zur Zeit eine große Aufgabe für die Kunst, empfehlen wir der Beobachtung aller Aerzte, warnen aber vor allen stopfenden und geistigen Mitteln. Es lese ja jeder junge Arzt die Abhandlung vom Leibmedicus Jäger, Hufel. J. 1813. Jänner S. 15., wo auch der Schrift von Hunter gedacht ist; die Schrift von J. Curveilhier, verdeutscht durch Carl Vogel 1823. Die Recension darüber in Hufel. Bibl., Octoberheft 1822. S. 246., und die in Rust's krit. Repert. 1. H. 1824. — Er unterlasse nicht den 6ten Theil des Handbuchs von Sam. Gott. Vogel, das Sept. und Oct. Heft der Archivs für medicinische Erfahrung von Horn 1822. nachzuschlagen. Auch findet sich ein Auszug der Jägerschen Abhandlung im Juliheft der allgemeinen medic. Annalen 1811. S. 623.

Der Recensent in Rust's Repertorium macht auf den Gebrauch der Holzsäure aufmerksam; gewiß verdient das Mittel alle Aufmerksamkeit. Ich habe früher in Hufel. Journal auf den Gebrauch der Mineralsäuren aufmerksam gemacht. Und später in der medic. chirurg. Zeitung einen Fall mitgetheilt, wo sich die Holzsäure als Heilmitmittel bewährte. — Die Hippokratische Vorschrift wird wohl jeder Arzt richtig finden. Man vergleiche den 10ten Aphorismus des 2ten Buchs.

70.

Wenn die Darmausleerungen roh abgehen, so rührt es von der schwarzen Galle her; je mehr deren abgehen, um so größer ist die Krankheit, je weniger, um so geringer ist sie.

Hippokrates nennt jedes nicht gehörig zubereitete Secretum roh: daß aber nicht gehörig verdaute Ausleerungen, die nicht eigentliche Excremente sind, durch die schwarze Galle, — (die Alten verstanden im Grunde die Anhäufung eines schwarzen gallenstoffreichen Blutes in den Gefäßen der Leber darunter) bedingt werden, ist gewiß nicht jedesmal anzunehmen. Allerdings werden die Speisen nicht recht verdaut, wenn das Lebersystem so alienirt ist, daß die Galle nicht in gehöriger Quantität und Qualität abgesondert wird. Aber sehr oft geht die Verdauung bei bedeutenden Stagnationen im Pfortadersystem, bei überwiegender Kohlenstoffbildung in diesem Systeme noch immer ganz gut von statten, ja die Gallenabsonderung geschi ht nicht selten sehr reichlich. Nach unserm Dafürhalten ist dieser Satz später als Hippokrates. Wahrscheinlich nach den Begriffen der frühesten Humoralpathologen gefertigt.

71.

In den anhaltenden Fiebern sind graue, blutige, gallichte und stinkende Ausleerungen alle bös. Wenn sie aber natürlich abgehen, sowohl durch den Mastdarm, als durch die Harnblase, so sind sie gut, wenn also das, was abgesondert ist, zurückbleibt, weil man die Ausreinigung unterließ, so ist's bös.

Man vergleiche den 47sten Aphorismus des 4ten Buchs.

72.

Will man Körper reinigen, so mache man das auszuleerende flüssig (beweglich); will man nach oben ausleeren, so stille man die Darmausleerung, will man aber nach unten ausleeren, so bediene man sich der anfeuchtenden Mittel.

Den ersten Theil dieses Satzes haben wir schon im 9ten Aphorismus des 2ten Buchs gelesen. Der ganze Satz ist, wie so viele in diesem Buche, nicht in Hippokrates Geiste geschrieben.

An diesen wiederholten Sätzen wird man überall etwas Gemodeltes finden, um ihnen das Ansehen eines neuen Aphorismus zu geben.

Freilich darf man Purgiermittel nicht mit Brechmitteln verbinden, wenn man einzig und allein, oder doch hauptsächlich nur Erbrechen beabsichtigt. — Alles dieses ist sattsam bekannt.

73.

Schlaf und Wachen sind beide, wenn sie das Maaß überschreiten, bös.

Man sehe den 3ten Aphor. des 2ten Buchs.

74.

In den anhaltenden Fiebern ist's tödtlich, wenn die äußern Theile frieren, und dabei heftiger Durst ist.

Man vergleiche den 48sten Aphorismus des 4ten Buchs.

75.

Wenn in einem anhaltenden Fieber die Lippe oder die Nase, oder das Auge, oder die Augenbraunen verzogen werden, wenn Gesicht und Gehör vergehen, der Kranke schon schwach ist, so ist's, wenn sich eines dieser Zeichen einstellt, tödtlich.

Man sehe den 49. Aphor. des 4ten Buchs.

76.

Auf die Leucophlegmatie folgt die Wassersucht.

Daß aus ödematosen Anschwellungen der Haut und Leucophlegmatie die allgemeine Wassersucht, wenn sie als solche nicht gehoben werden, oder wegen sehr beeinträchtigten Eingeweiden nicht gehoben werden können, entsteht, ist eine bekannte Sache.

77.

Aus dem Durchfalle entsteht Ruhr.

Man sehe den 23. Aphorism. dieses Buches.

78.

Zur Ruhr gesellt sich die Lienterie.

Man sehe den 43. Aphorism. des 6. Buches.

79.

Auf den Brand des Knochens entsteht Absonderung (Lostrennung) desselben.

Apostasis kann hier gar nicht anders übersetzt werden, diese Uebersetzung ist ganz wörtlich und auf diese Weise im vorliegenden Falle ganz sinnreich. Wenn der Knochen in Entzündung, diese in Brand übergeht, so entsteht Sequester desselben. Das kranke Stück trennt sich bei guter Behandlung von dem gesunden. — Auf keine andere Weise kann der Satz verstanden werden. Apostasis von apostao, ich gehe aus einander. Diese glückliche Absonderung würde weit öfter Statt haben, wenn diese Geschwüre nicht so gar oft mit balsamischen reitzenden Salben, und Einspritzungen behandelt würden; sie müssen ganz einfach mit milden Salben mit trockner Charpie, die mit einer leichten Sublimatauflösung etwa getränkt ist, behandelt, und der Knochen durch den Schnitt gehörig blos gelegt werden, u. s. w. Dabei muß die Radicalcur der besondern Dyscrasie das ihrige thun.

80.

Aus dem Blutspeien entsteht die Abzehrung und der Eiterauswurf, aus der Abzehrung ein

Ausfluß von dem Kopfe, aus dem Ausflusse der Durchfall, aus dem Durchfalle eine Hemmung des Auswurfs, und darauf folgt der Tod.

81.

Auf Blutspeien folgt Eiterauswurf und Durchfall; und wenn der Auswurf stockt, so sterben die Kranken.

Man sehe den 14ten Aphorismus des 5ten Buchs, den 15ten und 16ten dieses Buches.

82.

Man gebe Acht auf die Aussonderungen durch die Harnblase, durch den Mastdarm, und durch die Haut, und auf Alles, worin der Körper von seiner Natur abweicht. Wenn es nur wenig ist, so ist die Krankheit auch gering; ist es aber viel, so ist auch die Krankheit heftig, und ist es sehr viel, so wird sie tödtlich.

Bloße Wiederholungen früherer Aeußerungen. Mehr als wahrscheinlich sind dennoch viele der letzten Aphorismen nicht unmittelbar von Hippokrates.

---

83 *).

Phrenitische, die über vierzig Jahre alt sind, genesen nicht leicht. Denn es laufen diejenigen weniger Gefahr, deren Alter und Natur eine Krankheit mehr eigenthümlich ist.

Vielleicht kein ächt Hippokratischer Aphorismus. Wahr ist's, daß heftige Fieber mit phrenitischen Zufällen die Vierziger am meisten dahinstrecken. Die Erfahrung hat gelehrt, daß in epidemischen, entzündlichen Fiebern, welche vorzüglich als Cerebralfieber auftreten, die meisten Opfer in das Mannesalter fallen. In diesem Alter kommen auch die meisten Schlagflüsse vor. In diesem Lebensabschnitte scheint das Gehirn seine höchste Thatkraft zu besitzen. Der Menschenkenner, der Psycholog wird an dieser Wahrheit nicht zweifeln.

So stellt der geistreiche Lichtenberg die sonderbar lautende Frage, in der aber ein tiefer Sinn liegt, auf: „Wenn das menschliche Geschlecht in seiner vollen Kraft, etwa in dem 40sten Jahre, stürbe, was für Folgen würde dieses auf die Welt haben!" An einer andern Stelle äu-

*) Hier beginnt nach Einigen das achte Buch der sogenannten unächten Aphorismen.

ßert aber dieser originelle Mann folgende nicht minder tief erfaßte Wahrheit: „Der Mensch ist der größten Werke alsdann fähig, wenn seine Geisteskräfte schon wieder abnehmen, so wie es im Julius und um 2 Uhr des Nachmittags, da die Sonne schon wieder zurückweicht und sinkt, heißer ist, als im Junius und um 12 Uhr."

Des Nachsatzes wegen vergleiche man den 94sten Aphorismus des 2ten Buchs.

84.

Willkührliche Thränen sind in Krankheiten gut, unwillkührliche bös.

Man vergleiche den 52sten Aphorismus des 4ten Buchs.

85.

Es ist bös, wenn denen, die das Quartanfieber haben, die Nase blutet.

Es kann nur insofern an diesem Zeichen etwas sein, als man die Beobachtung gemacht hat, daß Nasenbluten sehr häufig mit bedeutenden Leber- und Milzleiden vergesellschaftet ist. Wie oft aber langwierige Quartanfieber von solchen Unterleibsleiden bedingt werden, und in diesem Falle in Cacherie, Wassersucht und Tod übergehen, ist gleichfalls bekannt. In einigen Ausgaben heißt es:

Wenn in Fiebern am vierten Tage Nasenbluten statt hat, so ist's bös.

Diesem Satz vermögen wir nun gar keinen Sinn abzugewinnen.

86.

Die Schweiße, die an kritischen Tagen heftia und häufig hinter einander hervorbrechen, sind gefährlich, zumal die, welche an der Stirne gleich Tropfen, wie quellendes Wasser, hervorbringen, vorab, wenn sie kalt und häufig sind. Denn solche Schweiße müssen nothwendig mit Ungestüm, mit einem hohen Grade des Leidens und mit anhaltender Erschöpfung erfolgen.

Dieser Satz enthält ganz bekannte Sätze der Semiotik. Er ist aber auch eine Wiederholuug theilweise ausgesprochener Aphorismen. Die ächten kritischen Schweiße brechen anfangs dunstartig, warm, allmählig sich bildend, und sich über die ganze Haut verbreitend, hervor, u. s. w.

87.

Ein auf eine chronische Krankheit folgender Bauchfluß ist bös.

Es giebt allerdings Fälle, wo er kritisch ist. In den meisten Fällen ist er aber das Zeichen gänzlicher Lähmung des Darmkanals.

Der Verfasser hatte gewiß die hectischen Fieber vorzüglich im Auge. Er ist gleichfalls eine Wiederholung.

88.

Die Krankheiten, welche die Arzneimittel nicht heilen, heilt das Messer; welche das Messer nicht heilt, heilt das Feuer; die aber, welche das Feuer nicht heilt, halte man für unheilbar.

Dieser Satz ist zuverläßig nicht Hippokratisch. Man sieht es ihm sogleich an, daß ein späterer Wundarzt sich darin gefallen hat. — Ueber die Wichtigkeit der Brennmittel haben wir uns ausgesprochen.

Dieses Buch hat manche sehr schwierige Stellen. — Nicht minder schwierig ist die Entscheidung für zweideutige Stellen.

Bei unserer Interpretation war es uns einzig und allein um den Geist, und nicht um den todten Buchstaben zu thun.

Non ex vulgi opione, sed ex sano judicio.

Baco.

Verbesserungen im zweiten Theil.

S. 3. Z. 3. st. Kreisen um sich, und andern und sich unverständlichen l. Kreisen, und sich und andern unverständlichen.

S. 12 Z. 22 streiche und.

— — — 23 st. diesem l. dieser.

— 18 — 13 st. verwebt l. umwebt.

— 21 — 8 st. doch l. nicht.

— 30 — 26 st. das l. das, das.

— 34 — 7 st. leichten l. lichten.

— 37 — 33 st. Werken l. Werke.

— 45 — 24 st. wirket l. wärmt.

— 56 — 15 st. spata l. sputa.

— 59 — 5 st. palmonem l. pulmonem.

— 61 — 12 st. mutronam l. matronam.

— 68 — 17 st. im Ragout l. ein Ragout.

— 71 — 18 st. Catharre l. Catarrhe.

— 77 — 18 st. ex perte marluntur l. ex parte moriuntur.

— 79 — 11 st. natione l. ratione.

— — — 14 streiche 14.

— 80 — 3 st. Schärflein l. Scherflein.

— 81 — 19 st. Aloi l. Alvi.

— 98 — 24 st. felicias l. felicius.

— — — 25 st. sequior l. segnior.

— 111 Z. 12 st. Temperton l. Pemperton.

S. 113 Z. 23 st. eine l. keine.
— 115 — 25 streiche temve.
— 118 — 23 st. Nervengeschlechtes l. Nervengeflechtes.
— 119 — 19 st. pecans l. peccans.
— 148 — 26 st. amulantur l. aemulantur.
— 149 — 16 st. immunis manseriat l. immunes manserint.
— 151 — 8 st. irgendwo l. nirgendwo.
— 155 — 1 st. minanes l. inanes.
— — — 6 st. nero l. raro. — st. matrice l. motrice.
— 159 — 17 st. steotomatose l. steatomatose.
— — — 23 st. necrudescit l. recrudescit.
— 160 — 17 st. consciamens l. conscia mens.
— 179 — 10 st. Trargopodagra l. Tragopodagra.
— 181 — 15 st. erkennen l. bekennen.
— 186 — 10 st. unglücklichen l. unglücklicher.
— 188 — 1 st. welchen l. welche.
— 189 — 4 streiche das Semicolon.
— 191 — 18 st. störbare l. stärkere.
— 243 — 7 st. opione l. opinione.

www.ingramcontent.com/pod-product-compliance
Lightning Source LLC
La Vergne TN
LVHW092107300926
849161LV00002B/73
* 9 7 8 3 1 1 2 6 3 9 1 3 9 *